AF396790

MÉMOIRE

Qui a remporté le Prix, en 1789, au jugement de la Société Royale de Médecine de Paris,

Sur la Question proposée en ces termes :

Déterminer, par l'observation, quelles sont les maladies qui résultent des émanations des eaux stagnantes, et des pays marécageux, soit pour ceux qui habitent dans les environs, soit pour ceux qui travaillent à leur desséchement, et quels sont les moyens de les prévenir et d'y remédier.

PAR M. BAUMÈS,

Docteur en Médecine de l'Université de Montpellier ; agrégé au Collége des Médecins de Nismes ; Médecin de l'Hospice de charité de la même Ville ; Associé Regnicole de la Société Royale de Médecine de Paris ; Associé national du Cercle des Philadelphes du Cap-Français ; de l'Académie Royale des sciences, belles-lettres et arts de Dijon ; et de la Société Royale des sciences de Montpellier.

A NISMES,

Chez C. BELLE, Imprimeur du Roi, rue des Fourbisseurs.

Et se vend à PARIS,

Chez { THÉOPHILE BARROIS, quai des Augustins, { MECQUIGNON, rue des Cordeliers, Libraire :

M. DCC. LXXXIX.

Sous le Privilége de la Société Royale de Médecine de Paris.

. . . . *mentes adhibete , fidemque*
Mortales , multa scrutati indagine , numen
Non deerit , Superique volunt sua munera quæri.

Neotericus Poëta.

A MESSIEURS

PAUL-JOSEPH DE BARTHEZ,
GASPARD-JEAN RENÉ,
ANTOINE GOUAN,
FRANÇOIS BROUSSONET,
FRANÇOIS VIGAROUX,
JEAN-CHARLES DE GRIMAUD,
ET HENRI-LOUIS BRUN,

Conseillers-Médecins ordinaires du Roi, Chancelier, Doyen et Professeurs de l'Université de médecine de Montpellier.

MESSIEURS,

Puisque c'est à votre école si justement célèbre par son antiquité et par les hommes illustres qu'elle a produits; puisque c'est de vous, MESSIEURS,

que je tiens les principes de la bonne médecine dont
votre Université ne s'est jamais départie , je devois,
par reconnoissance , rapporter , comme à leur source ,
les succès que j'ai obtenus , et dans la carrière aca-
démique , et dans l'exercice de l'art de guérir. Là
crainte d'aspirer à une faveur trop signalée , en
cherchant à unir mon nom aux vôtres , et à répandre sur cet ouvrage l'éclat que votre suffrage doit
naturellement lui donner , me retenoit encore. Vous
avez daigné oublier la distance qui me sépare de
vous , MESSIEURS ; vous avez accepté l'hommage
d'un travail qui devient plus précieux par cela
même que vous l'avez accueilli ; vous m'avez enfin
permis de donner quelque publicité aux sentimens
dont vos bienfaits ont dû me pénétrer : mon ambi-
tion est satisfaite ; elle se bornera désormais à
l'accroissement de mes efforts pour continuer à mériter votre indulgence et vos bontés.

Je suis avec la plus haute considération ,

MESSIEURS,

Votre très-humble et très-
obéissant serviteur ,
BAUMES, Médecin.

à Nismes ce 20 août 1789.

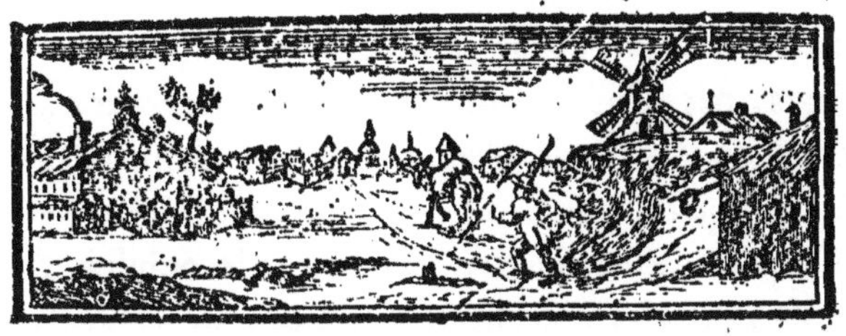

E S S A I
SUR LES EFFETS

D E S

ÉMANATIONS MARÉCAGEUSES

SUR L'ÉCONOMIE VIVANTE.

§. 1. Quand les observations de Médecine
pratique, et les résultats des faits ont décidé depuis long-temps et confirment tous les jours
quelles sont les maladies qui proviennent des
émanations des eaux stagnantes et des pays marécageux, ne voit-on pas, avec quelque surprise,
qu'une société fameuse mette cet objet en problème, et choisisse une question déjà résolue
pour le sujet d'un de ses prix ? Mais l'étonne-
ment cesse lorsqu'on a réfléchi. Ne sent-on pas,
en effet, combien il est essentiel, pour les progrès de l'art de guérir, que de temps en temps

A

on lie en un corps de doctrine, les principes épars, nés péniblement d'une lente observation, combien il est utile d'ajouter de nouveaux faits à ceux qu'on possédoit déjà, de revoir les motifs qu'on a d'admettre telle ou telle opinion, et de peser les objections spécieuses qui tendent à la détruire? De nos jours, on tente de disculper les effluves marécageux des reproches multipliés qu'on leur a fait de toutes parts; on veut que ces émanations coopèrent à peine pour produire les maux qui affligent l'habitant de ces lieux diffamés. Si nos idées paroissent saines à ceux qui doivent les apprécier, nous réduirons toutes ces discussions à leur juste valeur, et nous déterminerons par l'observation, » quelles sont » les maladies qui résultent des émanations des » eaux stagnantes et des pays marécageux, soit » pour ceux qui habitent dans les environs, soit » pour ceux qui travaillent à leur dessèche- » ment, et quels sont les moyens de les préve- » nir et d'y remédier (a) ».

––––––––––––––––––––

(a) Cette question, une des plus importantes à discuter, parce qu'elle intéresse tous les lieux et presque toute l'humanité, a été l'objet d'un des prix intéressans de l'académie de bordeaux. Cette compagnie savante ayant demandé en 1764, par un de ses programmes, *que l'on établît le genre et que l'on développât le caractère essentiel des maladies épidémiques, qu'occasionne ordinaire-*

2. Par le terme générique de palus (*a*) ou de lieu marécageux, nous comprenons un lieu plat et dont le niveau est, du plus au moins, plus bas que le sol circonvoisin, conséquemment un lieu qui, par sa position et sa forme, reçoit et contient une masse plus ou moins considérable d'eau, et dans le fond bourbeux duquel repose une quantité plus ou moins grande d'une espèce de terreau humide formé par les atterrissemens et par la destruction de divers végétaux et d'in-

---

ment le desséchement des marais dans les cantons qui les environnent ; qu'on indiquât les précautions nécessaires pour prévenir ces maladies et les moyens d'en garantir les travailleurs, et qu'on donnât une méthode curative, fondée sur l'expérience, que l'on pût mettre en pratique avec succès, n'eut que la satisfaction incomplète, après avoir remis trois fois la même question, d'accorder en 1770 une partie du prix au mémoire de M. *Fournier-Choisy*, médecin à monclar en agenois. Le travail de cet auteur trop borné, en effet, pour remplir les vues de l'académie, présente à peine le développement de quelques idées de *Lancisi*. Ainsi, l'on peut dire que les succès de ce concours furent trop peu brillans, pour que la société royale ne s'occupât pas avec fruit de la même matière, dans un temps sur-tout où l'on pèse rigoureusement quelle est la vraie utilité des choses.

(*a*) Nous avions besoin d'un mot technique qui exprimât toutes les espèces de lieux marécageux, et nous avons adopté celui de palus dérivé du latin, et d'usage dans quelques cantons.

sectes. Les lacs, les étangs, les marais, les marécages, les mares, sont compris dans cette acception commune, et avec d'autant plus de raison, que la différence qui se trouve entr'eux, ne vient que de la différence qu'il y a dans le volume des eaux, dans la masse de la vase et dans le degré d'aptitude qu'ils ont à se dessécher naturellement [§. 4.]. Mais, et nous ne devons pas oublier de le faire observer, il faut classer parmi ces lieux, certains terrains un peu bas qui, à raison de leur nature et d'une humidité qui leur est propre, fournissent à l'air une grande quantité de vapeurs, soit aqueuses, soit aériformes ; l'atmosphère qui avoisine certaines rivières dont le cours est lent et les surfaces considérables, parce qu'indépendamment de la stagnation des eaux qui, pour l'ordinaire, a lieu dans les anses et sur les bords tortueux, elles fournissent des brouillards dont l'épaisseur et l'odeur fétide annoncent l'insalubrité ; les terrains inondés, soit par les eaux des rivières, soit par celles de la mer, parce que ces eaux débordées se corrompent en croupissant : toute eau stagnante acquérant bientôt un degré de corruption plus ou moins remarquable ; les côtes maritimes sujettes à la marée, lorsque le fond que la mer laisse alternativement à découvert est vaseux ; les eaux où l'on a fait rouir le chanvre et le lin (*a*); enfin, le sol boueux des grandes villes, parce que cette espèce de limon, lorsqu'il vient à être humecté par de petites pluies, mérite, par l'odeur qu'il répand et par ses effets généraux sur l'économie animale, qu'on lui impute jusqu'à un certain point tout ce qui est propre aux lieux marécageux, tout ce qui peut sortir de ces sources empoisonnées.

3. Qu'on ne s'étonne donc pas, supposé que les émanations palustres soient réellement virulentes, ainsi que nous tâcherons de le prouver dans le cours de cet ouvrage, qu'on ne s'étonne pas, dis-je, si des lieux qui diffèrent par leur latitude, leur site et leur exposition, présentent néanmoins les mêmes endémies et les mêmes dispositions générales sous les conditions qui les déterminent. Si les principales de ces conditions tiennent à la qualité des émanations que les palus, de quelque espèce qu'elles soient, fournis-

______

(*a*) On a dit et nié en même temps, que le rouissage du chanvre et du lin communique à l'eau des qualités malfaisantes; aussi la société royale a-t-elle demandé des recherches sur ce point: sans prévenir la solution de cette question, nous dirons que si le chanvre et le lin, en rouissant, ne communiquent point aux eaux courantes des qualités délétères, il est impossible que ces substances, en rouissant dans des eaux mortes, ne surajoutent à leur danger.

sent par une suite de cette évaporation universelle à laquelle sont exposées même les substances solides ; et si la force de cette évaporation
est relative à l'activité de la chaleur atmosphérique , il faut que dans les contrées plus avancées au nord, les palus ayent beaucoup moins
de virulence , et que leur influence soient moins
pernicieuse , tandis que dans les pays tempérés,
mais chauds, et dans les régions du midi , ces
lieux émanent les principes les plus dangereux :
nous dirons plus, il faut qué , même dans les climats où les palus sont les plus meurtrières , les
exhalaisons qui en proviennent varient , suivant
les saisons , dans leur nature et leur quantité,
ajoutons même dans leurs résultats. En effet,
si dans le printemps qui succède à un hiver pluvieux , nous nous transportons dans ces contrées dont le sol marécageux est recouvert par
les eaux , nous y trouvons que la nature est
riante, que la végétation est belle, que rien n'indique dans ces lieux un foyer de corruption.
Des eaux claires y forment de grands réservoirs,
d'où il ne sort que des vapeurs aqueuses , incapables de répandre autrement des semences morbifiques. L'habitant de ces contrées , tranquille
dans ses foyers, est heureux , parce qu'il jouit
de la santé; et quoique la force de sa constitution [§. 12.] semble au-dessous de son âge et

de ses mœurs simples et pures , il partage les
bienfaits qu'une saison vivifiante répand profusément sur tous les êtres. Mais si nous retour-
nons dans ces mêmes lieux , lorsque les feux de la
canicule ont absorbé cette belle nappe d'eau qui
formoit naguère une palus agréable , le changement ne sauroit être plus affreux. La vue , bien
loin de se reposer sur cette plaine liquide , dont
la surface argentée éblouissoit les yeux ravis ,
ne se promène plus que sur un vaste cloaque ,
dans lequel meurent et se consument les larves
ou les dépouilles d'insectes , et les insectes eux-
mêmes , qui auparavant vivoient et se multiplioient dans ces eaux. Ce n'est plus qu'un ma-
récage presque desséché , dont le sol est noirâ-
tre , poreux , mou , et comme détrempé par un
reste d'eau dormante qui s'y corrompt , et putré-
fie en même temps la plupart des roseaux et
autres plantes qui y végètent. Une odeur (*a*)
fétide et quelquefois insupportable , annonce
quelle est la virulence des exhalaisons qui se
succèdent sans cesse. Pendant le jour , ce sont
comme des filets soyeux , répandus çà et là ,

(*a*) Ceux qui ont appris à juger de la nature de cette
odeur , la rapportent à celle de la tanaisie ou de la poudre à canon ; quelques-uns la disent cadavéreuse. Mais
cette odeur n'est pas aussi sensible dans toutes les palus.

que l'éclat du soleil rend sensibles ; pendant la nuit , c'est en plusieurs endroits une lumière phosphorique , qui paroît , brille , s'éteint et semble se renouveler ou s'allumer dans un autre lieu. Les eaux stagnantes qui recouvrent encore les bas-fonds , troubles et vraiment limoneuses ou noirâtres , ont à leur surface une infinité de bulles , et paroissent même bouillonner en divers endroits. Tout annonce ce mouvement de fermentation putride , qui tend à détruire les corps organisés , et partageant le dépérissement auquel est , pour ainsi dire , condamné tout ce qui est à portée de ces sources d'infection , l'homme est blême ou jaunâtre , il languit , il traîne une existence presque malheureuse , et finit souvent par être en proie à des maux cruels qui sappent dans ses fondemens les germes de son bonheur et de sa vie.

4. Ainsi les palus nuisent moins essentiellement par la masse d'eau qu'ils contiennent , que par le dépôt plus ou moins considérable que la retraite où l'évaporation des eaux laisse au moment d'un desséchement incomplet. A ce compte , il y a une nuance très-visible entre les effets qui proviennent des différentes espèces de palus. Les lacs , que constituent ces grands amas d'eaux qui , rassemblés au milieu d'un continent , ne se dessèchent jamais , sinon dans une partie de leurs

bords, ne nuisent presque que par la quantité de vapeurs aqueuses qu'ils répandent dans l'atmosphère. Les étangs faits par ces pièces plus ou moins immenses d'eaux dormantes, lesquelles plus sujettes à se dessécher que les lacs, ne semblent cependant en différer qu'en ce qu'elles ont, et moins d'étendue et moins de profondeur, seroient peu nuisibles par eux-mêmes, si dans le temps des chaleurs il ne se formoit à leur circonférence des marres qui exhalent au loin la putridité et l'infection. Les marais et les marres faits par ces réservoirs, soit naturels, soit artificiels, d'eaux tranquilles, lesquels se dessèchent tous les ans d'une manière plus ou moins complette, répandent des miasmes d'autant plus destructeurs, que les semences morbifiques qu'ils fournissent, se renouvellent, se renforcent par les circonstances, et étendent une influence malfaisante sur tout ce qui respire. Enfin, les marécages proprement dits, qui ne sont autre chose qu'un terrain abreuvé par des eaux limoneuses, et qu'on ne sauroit creuser sans percer un lit de tourbe, ou sans trouver l'eau à un pied ou deux dans la terre, méritent tellement d'être confondus avec les palus pour les maux dont ils sont la source, qu'ils donnent et les produits des étangs par l'humidité qu'ils contiennent, et ceux des marais par la couche

de vase putréfiée qui constitue , pour ainsi dire,
leur plancher. On sait que les palus artificielles,
procurées par les débordemens accidentels des
rivières ou par les eaux de la mer , nuisent
d'abord par un excès d'humidité qu'ils répandent
dans l'air peu après les inondations, et ensuite
par les émanations marécageuses que le limon
fournit, lorsque les eaux se sont ou évaporées
ou retirées; que les eaux de la mer surpassent
encore celles des rivières par leurs effets destructeurs , parce que de leur mélange avec les
eaux douces, il en provient une fermentation
beaucoup plus putride; que les fossés des forti-
fications , que les égoûts sont d'autant plus à
redouter, que la vase ou la molange que les eaux
y entraînent, est en plus grande quantité et d'une
qualité plus suspecte. Si le sol limoneux de quelques grandes villes paroît moins suspect que le
terrain bourbeux des lieux palustres, il ne peut
point être disculpé, puisque ce sol contient presque les mêmes principes, et qu'il fournit des vapeurs aussi malfaisantes , aussi contraires aux
lois de l'économie animale.

5. Les indications de l'eudiomètre confirment la vérité de nos assertions , et témoignent,
d'une manière évidente , que les effluves des palus diffèrent par le degré de leur virulence. En
effet, dans les deux extrêmes d'inondation ou de

desséchement parfait (*a*) des lieux palustres, l'instrument qui mesure les divers degrés de bonté respective de l'air, n'annonce aucune altération manifeste, et nous nous convainquons

---

(*a*) Le desséchement apparent des marais est, pour quelques-uns, la cause de la virulence qu'ils exhalent; c'est ce qu'a fort bien observé M. *Lafosse*, au sujet de la palus de massillargues, dans son mémoire sur les exhalaisons des marais du bas-languedoc et sur les moyens d'en prévenir les mauvais effets. Le terrain de ces palus est formé par trois couches; la première est composée de terre ordinaire, produite par les atterrissemens que donnent les inondations; la seconde est formée par une tourbe fétide, noire et mêlée de dépouilles d'animaux et de parties fibreuses de végétaux à demi pourris; et la troisième est tantôt un lit de terre glaise, et tantôt une couche de sable. La première et la dernière de ces couches ne fournissent aucun principe d'insalubrité; la seconde est la seule dangereuse, mais elle est protégée par la première qui, tant qu'elle reste entière et non gercée, empêche qu'il ne sorte de la couche de tourbe aucune exhalaison pernicieuse. Mais lorsque la première couche est parfaitement desséchée, elle s'entrouvre en une infinité de petits sillons, et de ses fentes s'échappent ces vapeurs meurtrières que la tourbe fournit d'autant plus abondamment, qu'elle a pu conserver par dessous la plus grande partie de son humidité, et qu'à l'abri des courans d'air ou de l'action immédiate du soleil, qui, en la desséchant, lui auroient ôté ses funestes qualités, elle subit un mouvement de putréfaction, lequel accroît et perpétue sa fatale influence. Ces sortes de marais ne sont

que, dans le premier cas, l'atmosphère des palus couverts d'une eau abondante, quoique tranquille, n'est autrement viciée que par l'humidité dont elle s'y surcharge, et que, dans le second cas, l'air n'est moins pur et moins salubre peut-être, que par le défaut d'une végétation active et soutenue. Mais lorsque ces palus privées d'eau, laissent à découvert, et légèrement humecté, le limon qui en fait le sol, soit que l'évaporation naturelle dessèche incomplettement ces lieux, soit qu'après avoir été complettement desséchés, une douce pluie en humecte plus ou moins la surface, pour lors l'air ambiant est infecté, et cette altération est comme 62 à 34 ou environ. Les terrains trop gras, soit qu'une sécheresse trop forte et trop constante en gerce la surface, soit qu'après une saison sèche ils viennent à être légèrement humectés, fournissent dans l'un et l'autre cas des miasmes également malfaisans, et l'altération qui en provient

***

donc incapables de nuire, que lorsque la couche de tourbe, dont la quantité paroît proportionnelle à la masse des végétaux qui croissent ou sont entraînés dans les lieux où on la trouve, est complétement desséchée ; et comme cette dessication est très-lente à se faire, par rapport à la croûte terrestre qui la couvre, il s'en suit que ces marais exhalent pendant long-temps des effluves très-dangereux. . . . .

est comme de 62 à 57. Enfin, la boue limoneuse des rues, contenant des substances animales et végétales pourries ou moitié putréfiées, donne à l'air une infection qui n'est que comme de 60 à 50, et cette infection diminue en raison de la dessication de cette même boue, d'autant plus pernicieuse, qu'elle est plus humectée, et que le temps est chaud.

Les analyses les plus exactes ont répondu d'une manière plus ou moins précise aux résultats que nous venons d'offrir, et confirment de plus en plus la différence qu'il y a entre l'air des marais et celui d'une atmosphère raisonnablement éloignée de leur voisinage. Par une suite d'expériences entreprises sur cet objet, au moyen desquelles l'air marécageux de quelques cantons palustres a été mis en parallèle avec un air ordinairement pur, il s'est trouvé, en mêlant toujours deux mesures d'air nitreux avec pareil volume d'air à examiner dans l'eudiomètre de M. l'abbé *Fontana*, que, lorsque deux mesures d'air marécageux et deux d'air nitreux ont été réduites à 2,99, ce qui a donné 1,01 d'absorption, deux mesures d'air non marécageux et deux d'air nitreux ont été réduites à 2,85, ce qui a donné à l'absorption 1,15, de manière que la différence de l'air non marécageux à l'air palustre a été comme 1 à 15.

6. Les palus répandent donc, sous de certai-

nes conditions [§. 3 à 5], des vapeurs délétères , et l'air ambiant s'en trouve dénaturé en
de certaines proportions. Mais en quoi consistent ces exhalaisons, quels sont les élémens de
ces substances dangereuses pour ceux qui sont à
portée de leur influence , et quel est le degré
de vaporisation et de mobilité qui est propre à ces
effluves destructeurs ? Pour répondre à ces questions , commençons par consulter nos sens et
cette expérience grossière qui nous fait présu-
mer ce que des moyens plus délicats nous dé-
couvrent ensuite. Ils nous apprennent qu'il y a
dans l'air , qui forme l'atmosphère des lieux palustres , une humidité surabondante, dont tout
indique et les traces et les effets ; un véritable esprit recteur dont l'odorat est frappé ; enfin, des
substances invisibles , capables de s'enflammer
spontanément , et de nuire également à la respiration des êtres vivans, et à l'inflammabilité des
corps combustibles. Si le flambeau de la chimie
vient éclairer ces premiers aperçus , nous dé-
couvrons successivement, à l'aide d'une décomposition graduelle, une portion de gaz hydrogène, une autre de gaz azotique, et une troisième de gaz acide carbonique, en des proportions relatives à la quantité des substances, soit
animales, soit végétales, qui composent le dépôt ; de manière que de ces matières réunies

dans un état de combinaison ou de simple agré-
gation, il en résulte de mixte, appelé gaz hydrogène des marais, formé par le mélange du gaz hydrogène carboné, et du gaz azotique ; auxquels se
joint, sans doute, une portion de gaz ammoniacal, c'est-à-dire, de ce principe odorant qui
provient plus intimement de la décomposition
putride des matières organiques. Ce mixte ainsi
composé, étant d'une pesanteur spécifique (*a*),
plus considérable que celle de l'air commun,
forme une atmosphère peu étendue en largeur
et en hauteur, lorsque le temps est calme ; mais
comme son degré de cohérence est assez foible,
elle cède aisément à l'action des vents qui la
transportent d'une région dans une autre, et avec
elle les germes des maladies particulières [§. 22
à 29] qui en dérivent. Ainsi les résultats ordinaires des palus sont subordonnés à des causes
purement accidentelles, et l'insalubrité de ces
lieux suspects, quoique généralement réelle,
varie cependant dans une infinité de circonstances.

7. Dès que l'atmosphère des lieux palustres
contient des principes, dont la nature est à peu

(*a*) Voyez le tableau dressé par M. *Brisson*, dans le
troisième volume des mémoires de la soc. roy. de méd.
pag. 374 de l'hist.

près exactement déterminée, il n'est plus permis de rejeter le danger de son influence sur les corps vivans, puisque l'action des principes mention-nés [§. 6] sur l'économie animale est prouvée par des faits qu'il est impossible de contester. Nous dirons plus, dès qu'il est reconnu que l'air marécageux est plus pesant, moins élastique, qu'il entre dans sa masse des substances douées d'une grande âcreté, on ne peut plus se dégui-ser qu'il doit agir aussi défavorablement sur les solides et sur les liqueurs, relâchant et crispant tout à la fois les uns, épaississant et dissolvant en même temps les autres ; en un mot, qu'il doit exercer un pouvoir meurtrier sur l'homme, soit en santé, soit en maladie. Développons cette double assertion, et pour en trouver la démons-tration, cherchons nos preuves, chez ceux qui ha-bitent des pays marécageux, dans le décroisse-ment de la population, dans la diminution de la durée moyenne de la vie, dans les différences relatives de mortalité, dans la constitution phy-sique et morale des habitans; enfin, dans la na-ture des maladies sporadiques et populaires (a).

____

(a) Nous ne confondons pas les maladies populaires avec les épidémiques, parce que les premières ne sont qu'une extension de celles qui sont propres à un climat, dans lequel des circonstances particulières en augmen-tent le nombre et l'intensité, tandis que les secondes

8. Et d'abord quant au décroissement de la population, nous n'aurions, pour faire reconnoître cette vérité, qu'à rappeler le sort de ces villes brillantes, qui, après avoir joué un rôle plus ou moins distingué sur la scène versatile du monde, ont insensiblement disparu sans autre cause remarquable, que l'action destructive de l'atmosphère marécageuse, dans laquelle elles étoient plongées. Le pays habité par les volsques, dont *Velitra*, aujourd'hui velletri, étoit la capitale, suivant le témoignage de M. de la *Condamine* (a): aquilée, brindes, acerra et tant d'autres villes d'italie, au rapport de *Lancisi* (b) ont éprouvé cette funeste révolution; mais pourquoi irions-nous chercher au loin des exemples que les registres des paroisses de nos côtes nous retracent d'une manière si attendrissante? Pérols, l'une de ces paroisses autrefois salubre et florissante, parce que les palus qui la confinent communiquoient avec la mer, devint bientôt mal saine et pestiférée, lorsque cette communication fut interrompue par la formation d'une barre. Le nombre d'habitans fut successivement réduit au tiers, et la dépo-

---

se propagent dans un pays où elles sont étrangères, tirant leur origine d'un autre région qui est leur berceau.

(a) Extrait d'un journal de voyage en italie, dans les mémoires de l'académie royale des sciences, année 1757.

(b) *De noxiis paludum effluviis*, pag. 8.

B

pulation devenoit de plus en plus active, lorsque
par un effet des soins d'une administration éclai-
rée, les marais ont été détruits ou rafraîchis par
l'ouverture d'un grau et le creusement de plusieurs canaux. Voici les résultats (*a*) de ces opérations. Par un relevé fait en 1782, et mis sous
les yeux du gouvernement, lequel présente un
état comparatif très-fidèle de 10 années avant
qu'on travaillât à améliorer l'air, et de 10 années
pendant et après que l'air a été corrigé par les
moyens qui viennent d'être indiqués, il conste
que dans le cours de dix années pendant lesquelles le grau a été obstrué, et que les marres n'ont
point été rafraîchies par le moyen des communications avec les eaux fraîches, il y a eu 175
baptêmes et 210 morts, ce qui fait 35 pertes pour
la population; et pendant les 10 années depuis
les travaux commencés ou finis, les naissances
se sont portées à 229 et les morts à 153, ce qui
rend 76 profits pour la population. Aussi Pérols
est-il aujourd'hui hors de l'enceinte de l'infection, et se trouve, pour nous servir des termes
d'un auteur judicieux [M. C.......] au dernier

(*a*) Ils nous ont été communiqués par M. *D'almérat*,
curé de pérols, chargé de diriger ces travaux par les états
de la province. Nous lui en faisons publiquement nos
sincères remercîmens.

terme de la convalescence. *Lancisi* nous apprend
que les marais pontins ayant été nétoyés par
ordre du souverain de rome, il naquit pendant
les 10 années consécutives plus de monde qu'auparavant, dans toutes les villes sur lesquelles ces
marais exercent une influence pernicieuse (*a*).

Mireval, autre paroisse de la côte, jouissoit d'une
certaine salubrité, lorsque les partenémens, les
fossés, les puits, les tables des salins, qui s'y
trouvoient, entretenoient le mouvement et la
circulation dans l'eau des étangs. Les salins furent supprimés en 1694 ; aussitôt anéantis, les
eaux devinrent croupissantes (*b*) ; il s'établit

(*a*) *Loc. citat.* pag. 104.

(*b*) C'est par une de ces lois sages de la nature toujours
attentive à former, à reproduire et à faire servir réciproquement toutes les substances créées au bien général ;
que les eaux et les végétaux sont les grands instrumens
qui dépurent l'air et lui fournissent les causes de sa salubrité. Celles-ci absorbent les miasmes répandus dans l'atmosphère par une propriété atractive pour les neutra-
liser ; ceux-là les reçoivent pour les digérer et les transformer en gaz oxigène qu'ils versent en abondance. Mais
pour que ces effets ayent lieu, il faut que les eaux soient
courantes, il faut que les végétaux reçoivent l'heureuse
influence de l'astre du jour. Les eaux qui sont en stagnation, attirent comme les autres, les miasmes atmosphéri-
ques ; mais faute de mobilité, elles ne peuvent les neu-
traliser : elles s'en saturent et éprouvent alors un mouve-

par-tout des marres, il se forma des foyers de
pútréfaction qui, en quelques années, réduisirent
cette communauté et les voisines aux deux tiers
de leurs habitans. Les travaux de l'étang pour la
construction d'un canal de navigation, vinrent
se réunir à ces funestes causes; la vase putride
continuellement agitée et déposée à la surface de
la terre en contact avec l'air, finit d'empoison-
ner l'atmosphère, et ce canal devint encore le
tombeau du tiers des habitans. Ces premières
causes se sont affoiblies sans doute; mais elles
ont transmis aux races futures le germe indélé-

ment intestin qui les corrompt ou hâte leur fermentation putride. Cette propriété de l'eau tient sans doute à
sa force dissolvante, et comme la destruction des substances organiques, végétales et animales est la véritable
source de l'altération des eaux superficielles, celles qui
sont stagnantes doivent d'autant plus se détériorer, qu'au
moyen de ce croupissement, suivant la réflexion de *Lancisi*,
les corps hétérogènes s'y accumulent, s'y combinent et y
fermentent fortement. Aussi à l'analyse par le feu, *Lancisi*
en a-t-il retiré d'abord un phlegme presqu'inodore et légérement ascécent, ensuite une liqueur fétide à cause des
parties sulfureuses, dont elle étoit imprégnée, après
cela une matière saline, âcre et volatile, enfin une huile
très-puante. (*de noxiis paludum effluviis*, p. 25 et 37.)
Toute eau qui croupit ne peut donc qu'acquérir une altération plus ou moins forte, et la grande quantité de gaz hydrogène qui se dégage des eaux stagnantes est, de cette
vérité, une preuve très-frappante.

bile des maladies qui ont éteint les premières ;
et ces malheureux descendans ne font que lutter
aujourd'hui contre ces causes encore agissantes
et la mauvaise disposition qu'ils portent en nais-
sant.

Vic, composé au commencement de ce siècle
de 7 ou 800 maisons, en voit à peine une tren-
taine par une suite des causes qui ont été si funestes aux lieux circonvoisins. La seule année
1781 fut remarquable par les progrès de la dépopulation ; il y eut 24 morts et seulement 4
naissances.

Enfin Frontignan, et tant d'autres lieux qui for-
moient jadis de petites villes très-florissantes, ne
sont plus aujourd'hui que de mauvais villages ;
que la misère et l'abandon gagnent de plus en
plus. Les infortunés qui les habitent se croyent
poursuivis par un destin fatal et inévitable ; ils
ne cherchent pas même à lutter contre le danger.
De grandes maisons abandonnées et tombant en
ruine, quelques habitans dispersés çà et là parmi
tous ces débris, des enfans languissans, le specta-
cle soutenu des figures livides et des personnes ago-
nisantes, à chaque instant tout retrace au malheureux le tableau de la plus triste désolation ;
on n'y voit point de ces fêtes publiques, qui
cachent au misérable, pour quelques momens,
son état ; on n'y connoît point ces douces jouis-

sances qu'éprouvent ailleurs deux ou trois géné-
rations réunies sous le même toit.

L'influence de l'air marécageux sur la dépopulation est donc constatée par des faits, dont les
conséquences ne sont point équivoques. Si nous
en rapprochions les effets de ceux que produit
l'influence de l'air non marécageux, nous ache-
verions de nous convaincre, que plus une contrée est salubre, plus en général la population y
est florissante et s'y maintient dans un très-haut
degré de vigueur, toutes les fois que cette contrée n'est point exposée à quelques-unes de ces
révolutions industrielles, qui influent si fort en
quelques lieux sur l'activité de leur population ;
tandis que nous trouverions, par une raison inverse, que moins une contrée est salubre, moins
en général la population y fleurit, et que même
elle y décroît progressivement dans une proportion relative à des causes dont le pouvoir coïn-
cide avec l'action des effluves marécageux. Si
l'on nous demandoit quelque chose de plus précis sur les progrès de cette dépopulation dans les
contrées marécageuses, nous statuerions, après
avoir considéré que les bords de nos étangs,
autrefois très-fertiles et très-peuplés, ne présentent aujourd'hui que des terres incultes et tout
au plus la sixième partie des bras qui les culti-
voient au commencement de ce siècle ; nous sta-

tuerions, dis-je, que, soit une population de six mille ames pour un district marécageux, en 80 ans elle sera réduite à 1000, et il se sera fait une perte de cinq sixièmes. En 350 ans ce district sera totalement désert, et la progression numérique de cette dépopulation sera d'un 125ᵉ. pour chaque année commune, les morts excédant les naissances chaque année commune, et la dépopulation marchant ainsi vers son comble.

9. L'observation et le calcul l'ont démontré; la durée moyenne de la vie est moins longue dans les contrées marécageuses, et l'on peut en réduire le terme à cinq ou six ans de moins que le terme connu des pays ou des villes où la mortalité n'est point réglée par cette foule de circonstances morales et physiques, qui, dans les capitales et les villes principales, portent à une diminution effrayante cette probabilité de la vie. A ce compte, cette époque moyenne est, dans les lieux palustres, l'âge de 16 à 23 ans pour les mâles, et celui de 18 a 25 ans pour les femelles : étant de toute notoriété qu'en général, dans tous les climats, le sexe à plus de vitalité que l'homme. Cet intervalle de 16 à 23 ans pour les uns et de 18 à 25 ans pour les autres, comprend la probabilité de la vie dans les pays marécageux qui different sur-tout par leur exposition. En sup-

posant que le terme moyen fût de 23 à 25 ans
dans les contrées marécageuses placées au nord,
ce terme seroit de 19 à 21 ans pour celles qui
sont situées au midi ; et la différence du sexe
rendroit raison des variations légères qu'on trou-
veroit dans les résultats du calcul. Du reste,
comme les pays très-bas et fort humides sont
encore plus insalubres pour l'espèce humaine, la
probabilité de la vie diminue dans ces lieux. Aussi
trouve-t-on dans les tableaux qui fixent la valeur
de la vie, que l'âge moyen est pour l'ordinaire
au dernier terme de l'estimation supposée dans
les pays très-bas et fort humides.

Ces données, quelques démonstratives qu'elles
puissent nous paroître, peuvent ne présenter
que des aperçus plus ou moins vagues à ceux
qui exigent des faits précis dans l'estimation des
choses. S'il nous faut convaincre ces esprits, que
trop d'exactitude rend difficiles pour l'intérêt de
la vérité et le progrès des sciences, nous aurons
recours aux tables suivantes. Dressées avec im-
partialité par un observateur (a) judicieux, elles
font sentir toute l'influence de l'air marécageux
sur les hommes, et nous apprennent à apprécier
sainement son action malfaisante. La première
constate quelle est la vie moyenne des hommes

(a) M. le Marquis de *Condorcet*.

1re. TABLE [indicative] de la vie moyenne des Hommes et des Femmes.

	VIE MOYENNE DES HOMMES.	VIE MOYENNE DES FEMMES.	VIE MOYENNE COMMUNE.
Paroisses situées sur la rivière [a]	23 ¼ †	23 ¼ †	23 ¼ †
Paroisses situées sur le plateau	21 ⅓ †	23 ½ †	22 ½ †
Paroisses non marécageuses	22 ⅓ †	23 ½ †	23 †
Paroisses marécageuses	16 ⅓ †	19 ¼ †	18 †

2e. TABLE [indi]cative de l'âge moyen des Hommes et des Femmes.

	AGE MOYEN DES HOMMES.	AGE MOYEN DES FEMMES.	AGE MOYEN DES DEUX SEXES.
Paroisses situées sur la rivière	24 †	26	25 ¼
Paroisses situées sur le plateau	28	28	28
Paroisses non marécageuses	24 †	27	26
Paroisses marécageuses	22	25	24

3e. TABLE indicativ[e du] rapport du nombre d'Hommes et de Femmes au-dessus de vingt ans.

	RAPPORT du nombre d'hommes.	des femmes.	du nombre commun.
Paroisses non marécageuses	1118	1035	1081
Paroisses marécageuses	1000	1000	1000

	RAPPORT du nombre total d'hommes.	des femmes.	RAPPORT commun.
Paroisses non marécageuses	1119	1139	1081
Paroisses marécageuses	1000	1000	1000

4e. TABLE indic[ative] du temps moyen que chaque Individu a pu employer au travail.

	TEMPS MOYEN DES HOMMES.	TEMPS MOYEN DES FEMMES.	TEMPS MOYEN COMMUN
Paroisses du bord de l'oise	20 ½	24 ¼	21 ½
Paroisses situées sur le plateau	20 ¼	21	21
Paroisses non marécageuses	20 ¼	23	22
Paroisses marécageuses	18 ¼	19	19

5e. TABLE indicative [du te]mps moyen que chaque mort a pu employer au travail pendant sa vie.

	TEMPS MOYEN du travail pour les hommes.	des femmes.	TEMPS commun.
Paroisses sur l'oise	35	34 ¼	34 ¼
Paroisses sur le plateau	46	37	41
Paroisses non marécageuses	37 ¼	35	36 ¼
Paroisses marécageuses	32 ¼	30	31 ¼

[a] On a choisi plusieurs paro[isses] si[t]uées dans la Picardie, où les travaux, la nourriture et l'administration des impôts est [la mê]me que dans les villages maréçageux. De ces paroisses [les] unes sont placées le long de l'oise, dont l'avidité des [cultivateurs n'est point par-]venue encore à changer les prairies en marécages. Les autres villages sont sur un plateau situé entre l'oise et le perrou. Les calculs ont été faits à part pour les hommes et pour les femmes, et on a mis les plus grands soins pour acquérir sur cet objet, les connoissances les plus précises.

et des femmes ; la seconde quel est leur âge moyen ;
la troisième quel est le rapport du nombre d'hommes et de femmes au-dessus de 20 ans ; la quatrième quel est le temps moyen que chaque individu a pu employer au travail ; enfin, la cinquième quel est de même le temps moyen que chaque
mort a pu employer au travail pendant sa vie. Ainsi
considéré , ce tableau sert à peser l'influence
qu'ont les marais sur la santé des peuples des
villages qui les avoisinent, et il éclaire en général les habitans voisins de ces lieux palustres
sur le danger qu'ils courent dans un pareil séjour ou sur les précautions que le soin de la
santé réclame (*).

Ainsi, sous quelque point de vue que l'on en-
visage l'influence des terrains marécageux, on
trouve qu'elle abrège la vie des hommes , qu'elle
diminue du produit de leur travail , et que cet
effet est très-sensible. Dans la première de ces
tables, le raccourcissement de la durée de la vie
est très-bien constaté par l'évaluation de la vie
moyenne dans chacune des situations énoncées.
Mais comme l'inexactitude des listes mortuaires ,
où l'on ne met souvent l'âge qu'à peu près, pouvoit exposer à quelque erreur, il étoit bon de
déterminer l'utilité de cette première table par les
résultats de la deuxième qui , présentant l'âge
moyen de tous les individus nés dans chaque pa-

roisse , et y existant , peut servir , quoique ne donnant également que la vie moyenne, à évaluer de même les effets des différentes situations par rapport à la vie humaine. En comparant ces deux tables , on aperçoit que l'âge moyen se trouve plus grand que la vie moyenne : cela doit être, parce que le rapport du nombre des morts en bas âge au nombre total , est beaucoup plus grand que celui du nombre des enfans au nombre des adultes , et la différence produite par l'influence des palus se trouve moins grande. Cependant il paroît que l'air marécageux n'influe pas sensiblement sur la vie des enfans en bas âge [§. 10.], du moins jusqu'à l'âge de dix ans; et la troisième table , dans laquelle on est parti de la supposition d'un nombre de naissances , donné le même jour pour les garçons ou pour les filles dans les paroisses marécageuses et celles qui ne le sont point, le découvre assez clairement. Il paroît toutefois résulter de cette dernière table , sur-tout si on la compare aux précédentes , 1°. que l'air des marais ne nuit point à la fécondité (a); 2°. qu'il est, dans le temps de la jeunesse , plus dangereux pour

---

(a) Cette assertion , quoique paradoxale en apparence , est vraie, comme on peut en juger encore par la fécondité des femmes de la sologne qui est un pays marécageux. Voy. les mém. de la soc. roy. de médec. Tom. I, pag. 70. mém.

les garçons, et pour les femmes dans leur dernier temps critique. Du reste, comme ceux qui habitent des pays où la vie est moins longue, doivent à proportion cesser de travailler plutôt, on peut dire que, sous cette dernière considération, l'influence de l'air palustre a une plus grande extension qu'on n'auroit dû, ce semble, lui en donner d'abord. Les tables quatrième et cinquième marquent le temps moyen que chaque individu a pu employer au travail, en fixant cet âge à vingt ans, et le continuant jusqu'à la fin de la vie.

Nous aurions oublié un dernier trait bien propre à caractériser l'action des palus sur l'économie naturelle, si nous ne parlions pas de la difficulté qu'il y a dans ces lieux à atteindre le grand âge. Dans la bresse-bressante, suivant M. l'abbé *Rozier* (a), l'homme le plus âgé d'une paroisse ne passe pas 50 ans (b), et il est aussi vieux que le seroit un homme de 90 ans par tout ailleurs. Selon les résultats d'une table dans laquelle M. *Muret*, cité par le docteur *Prie* (c), compare les degrés

---

(a) Cours d'agriculture. Tom. IV, pag. 396.

(b) *Lancisi* en a dit autant des habitans de pesaro. *Loc. citato*, pag. 9.

(c) Philosophical transactions, &c. Tom. LXIV, part. I, pag. 96.

de mortalité d'une paroisse du canton de berne,
dont une partie est située dans les marécages, et
l'autre sur une montagne, on trouve que les habitans qui demeurent dans le fond n'arrivent généralement qu'à l'âge de 25 ans : qu'un seul de
52 peut espérer d'atteindre la 80e. année, et que
la probabilité qu'à l'âge de 40 ans on vivra encore un an, n'est que de 30 à 1 ; au lieu que
ceux qui habitent les hauteurs vivent communément 47 ans : que de 20 qui y sont nés, un parvient à l'âge de 80 ans , et qu'un homme de 40
ans peut parier 80 contre 1 qu'il vivra encore
un an. Enfin , M. le marquis de *Condorcet* (a),
ayant oui-dire que dans le siècle dernier, ou au
commencement de celui-ci, le parlement ayant
ordonné une enquête dans une paroisse marécageuse, sur un fait passé 40 ans auparavant, on
ne put trouver aucun témoin , crut qu'il seroit
utile de chercher combien sur 1000 personnes,
il y en avoit dans chaque classe de paroisses qui
eussent passé 60 ans. Les produits de ces recherches, consignés dans la table suivante, ont montré que, quoique la vie des hommes ne soit pas
bornée communément à 60 ans dans les paroisses
marécageuses, une position palustre ne laisse pas
cependant que de contribuer à abréger la vie. (**)

____

(a) Gazette de santé , année 1775 , pag. 52.

TABLE *indicative du nombre d'Hommes sur mille au dessus de 60 ans.*

	NOMBRE D'HOMMES Sur 1000 au dessus de 60 ans.	NOMBRE DE FEMMES.	NOMBRE D'INDIVIDUS mâles ou femelles.
Paroisses situées sur l'oise.	58	72	65
Paroisses situées sur le plateau. . .	68	60	64
Paroisses non marécageuses. . . .	63	66	64 †
Paroisses marécageuses.	38	49	43

Nous ne nous ne nous étendrons pas davantage sur ce point, étant assez démontré que, si
dans les lieux marécageux, la durée de la vie est
en général raccourcie, de même l'espoir de parvenir à un grand âge y est très-frêle. Ajoutons
cependant, comme un dernier résultat des calculs faits pour d'autres lieux, que quand sur 140
individus, il se trouve un octogénaire dans les
pays secs et élevés, on n'en compte qu'un sur environ 3500 dans les pays marécageux. Les observations faites en Provence sur cette partie ont
même été si défavorables, qu'on n'a compté
qu'un octogénaire sur 6000 dans les cantons palustres, quand on en a trouvé un sur 130 dans
les cantons secs et élevés (*a*). Mais cette grande
disproportion peut tenir à quelques circonstances locales; et l'on est forcé de convenir qu'il est
beaucoup d'endroits marécageux, même des latitudes méridionales, où la chance de la vie est infiniment moins versatile.

10. Il est reconnu que la probabilité qu'on
peut avoir de vivre, augmente à mesure qu'on
s'éloigne de l'enfance et des premières années de
la vie; ce qui prouve que la mortalité est res-

____

(*a*) Voy. le mémoire sur la topographie de la provence,
par M. *Burel*, inséré dans le 2e. volume du journal de
médecine militaire, pag. 134.

pectivement plus forte parmi les enfans que parmi les adultes et les hommes faits. Mais cette loi, qui est généralement vraie, n'est pas strictement applicable aux lieux marécageux, parce que les maladies y sont plus communes, et la mortalité y est plus marquée parmi les adultes que parmi les enfans. La raison de ce phénomène, qui se présente tout de suite, est que ceux-ci sont beaucoup moins exposés que les autres à l'influence des émanations palustres. Et, en effet, les enfans restent, pour l'ordinaire, au logis, ou ne s'éloignent guère du village; s'ils le font, c'est à des heures où l'air a déjà été purifié par l'action du soleil, ou par celle des vents et des brises. Les adultes, au contraire, appelés par les travaux des champs, dévancent quelquefois l'aurore, pour se rendre à l'ouvrage; exposés en conséquence à toute l'énergie [§. 34.] des effluves des palus, ils en sont plus facilement infectés, et le corps qui lutte sans cesse et toujours d'une manière pénible contre des causes si souvent renaissantes, s'affoiblit, se détériore et succombe. Nous pouvons dire plus, et cette observation donne un nouveau poids à nos conjectures sur l'effet des miasmes marécageux. On a vu que la partie d'une ville ou d'un village, qui est située sous le vent d'un marais, est toujours la plus mal saine, la plus féconde en maladies, et la plutôt déserte dans les progrès de la dépopulation (*a*). Enfin ; si deux villages avoisinés l'un et l'autre d'une palus infecte sont placés de manière que le vent qui souffle le plus fréquemment sur l'un des villages passe sur le marais, tandis que le vent qui souffle le plus fréquemment sur l'autre village vient du côté opposé, la salubrité de ces deux endroits, exactement comparée, sera si différente (*b*), qu'on ne tardera point à se convaincre du pouvoir malfaisant que les effluves marécageux ont sur l'économie animale.

11. Achevons, par une autre preuve tirée de

______

(*a*) Les faits qui confirment cette assertion sont très-nombreux ; aussi croyons-nous inutile d'en recueillir une certaine quantité. Nous nous bornerons à citer la ville de commercy [journ. de médec. milit. tom. **V** , pag. 3 et 6], celle d'arras [*ib.* tom. VII , pag. 20], celle du bourg St. andéol [mém. de la soc. roy. tom. IV , pag. 106 , §. 32 et pag. 138 , §. 122], celle de château-thierry [rapport concernant les marres qui sont au bas de la ville de château-thierry, pag. 4-6] celle de gottingue [traité de l'expérience en médecine par *Zimmermann* , tom. II , pag. 388 - 9], enfin, celle de villeneuve-lez-avignon [mém. de la soc. roy. tom. I , pag. 214 de l'hist.]

(*b*) C'est en raison de ce, que les vents du nord sont mal sains pour cork en irlande [*Zimmermann* , *loc. cit.* pag. 382-3], et que tous les vents , excepté ceux de mer , sont mal sains en hollande. [*Pringle* , maladie des armées, tom. I, pag. 26].

l'influence des saisons, sur l'activité de la population [§. 8.] dans les pays marécageux, de prouver que ces mêmes pays ont une action décidée sur les corps vivans. Si l'on étudie cette influence des saisons sur la génération dans les pays marécageux, et qu'on prenne collectivement le nombre de naissances qu'il y a eu d'un intervalle déterminé à l'autre, on voit que le fort des naissances tombe depuis le mois d'août jusqu'à celui de janvier, ce qui indique que les mois de conception sont ceux de décembre à celui de mai : il faut donc, quelles que soient les causes coïncindantes qui règlent la vigueur de la population, que celle-ci soit considérablement diminuée dans les mois où l'abondance des exhalaisons marécageuses tend à énerver [§. 33.] les sujets sains, et à augmenter le nombre des malades.

12. Ainsi, la constitution physique et morale de ceux qui habitent au voisinage des palus, doit porter l'empreinte de la dégénération. Etudiez l'homme dans ces contrées, ô vous qui cherchez à vous instruire sur l'influence des climats ! et vous verrez que l'espèce humaine y est marquée par des traits presqu'uniformes, qui annoncent la dangereuse action d'une cause générale. L'homme y est moins beau, sa stature est plus petite, sa vigueur est moins mâle, et sa physionomie est moins intéressante. Si vous suivez en détail
les

les différentes parties de son corps, vous trouve-
rez des membres mal nourris, quoique plus ou
moins gros, et une certaine mollesse des chairs,
qui prévient en faveur d'un vice radical de tempérament. La carnation de la peau n'est pas naturelle, et l'on remarque communément que la
couleur dominante est la basanée et le blanc jaunâtre. Du reste, l'épiderme est rude, même dans
les endroits où elle conserve ordinairement le
plus de souplesse et d'onctuosité. Le ventre est
presque gros, empâté, sur-tout dans la partie
droite; et il n'est pas rare que l'épigastre et l'hy-
pocondre droit prominent sensiblement. La poitrine ne présente rien de remarquable; tout au
plus on pourroit dire que la respiration est un
peu plus courte : ce qui annonceroit la foiblesse
naturelle des poumons. Dans l'examen de la tête,
on voit des yeux mornes, des joues assez souvent relevées, mais pâles ou légérement colorées
comme par du minium; les gencives ne sont pas
bien fermes, quelquefois elles sont molles, et
les dents sont rarement bien belles et blanches.

Tous ces indices d'une constitution lâche et
foible se rencontrent avec des passions peu vives,
avec un caractère indéterminé, avec une non-
chalance qui se déclare dans toutes les actions.
Aussi les individus de ces contrées palustres sont-
ils peu ardens pour les plaisirs de l'amour, moins

propres à la guerre, peu disposés à s'expatrier;
moins querelleurs, plus timides et peu ingénieux.
Si vous les suivez à l'ouvrage, dans les jeux,
dans leurs amusemens, vous en jugerez bien vite.
Ils ne travaillent que par habitude et par nécessité, ils ne mettent dans leur exercice, ni force,
ni légéreté, ni souplesse ; leurs chants même ont
quelque chose de triste et de languissant : et comme tout peint en eux cet état d'énervation qui
leur est habituel, tout nous retrace l'idée du relâchement et de la foiblesse, tant au moral qu'au
physique.

De pareils effets sont plus sensibles encore sur
ceux qui, habitant un climat opposé, viennent
se transplanter dans un pays marécageux. Sans
doute ils y sont assaillis par les maux qui y règnent endémiquement, et rarement ils échappent
à leurs cruelles atteintes. Mais, en outre, la constitution de ces individus se détériore et subit la
défavorable révolution de l'acclimatement. Les
médecins observateurs en ont fait par-tout la remarque : l'humidité habituelle de notre atmosphère, a dit M. *Daignan* (a), influe puissamment
sur le caractère et le tempérament de la plupart
des personnes qui ont vécu dans un climat op-

(a) Recueil d'observ. de médec. des hôpitaux milit.
Tom. II, pag. 78.

posé ; leur esprit perd peu à peu de sa vivacité, le corps s'appesantit et devient sujet à des indispositions qu'il n'éprouvoit pas ailleurs. On sait que le caractère des phasiens, si bien tracé par *Hippocrate* (a), de ce peuple qui vivant le long du phase, habitoit un pays palustre, chaud, humide et couvert, est pleinement analogue au portrait qui signale l'homme marécageux ; et que *Lancisi* (b) a très-judicieusement avancé que ceux qui vivent dans un air épais et dans une atmosphère marécageuse, sont moins spirituels que les autres : la vivacité et la pureté de l'air contribuant pour beaucoup à la finesse de l'esprit et à la délicatesse du jugement.

13. Si le portrait que nous venons de faire des habitans des pays marécageux est peint d'après nature, il faut que ces habitans aient individuellement une grande disposition aux maladies, même que leur état habituel soit, pour ainsi dire, un commencement de maladie. On ne peut point l'avoir oublié ; l'air marécageux, comme plus pesant, moins élastique, comme portant avec lui le germe de la décomposition putride, dont quelques-uns de ses principes sont le produit

---

(a) De aeribus, aquis, locis, *loc. cit.* Tom. I, pag. 349, §. XXXVII et suiv.
(b) *Loc. citat.* pag. 69.

[§. 6. 7.], doit porter une atteinte plus ou moins sûre à l'exercice des fonctions corporelles. On sait combien l'air est nécessaire à notre existence ; qu'il se décompose dans les organes de la respiration, qu'il est absorbé par nos pores, qu'il nous pénètre, qu'il nous vivifie, même qu'il sollicite, jusqu'à un certain point, le jeu de nos organes. Mais un air impur a-t-il cette propriété ? Par tous les phénomènes qui caractérisent, dans les lieux palustres, l'homme malade ou sain, on voit que le miasme marécageux, c'est-à-dire, que cette matière délétère qui, combinée ou du moins associée à l'air atmosphérique, en altère la pureté en agissant sur nos corps, rend le principe qui les anime presque incapable de réaction. Ce premier effet est le fondement d'une foule de lésions qui se font remarquer dans l'économie animale ; et ces lésions, quoique chroniques, si l'on peut appliquer ici ce terme, n'en démontrent pas moins l'influence générale de l'air palustre sur les liqueurs et sur les solides de ceux qui sont exposés habituellement à son action ; elles prouvent encore que les causes éloignées ou accessoires, sur lesquelles on rejette communément le développement conditionnel des maladies marécageuses, se forment naturellement par l'action immédiate de l'air marécageux, et qu'ainsi, dans ses effets le plus strictement analysés, cet air est véritablement mauvais et morbifique.

14. Nous disions [§. 13.] que l'altération des solides et des liqueurs est le premier résultat de l'influence générale du miasme marécageux ; et par-tout ce qui précède, nous avons déjà donné une partie de nos preuves de cette vérité. Mais est-il constant que les altérations humorales ne sont jamais idiopathiques, pour parler le langage de la pathologie, et que les désordres de l'action tonique, en prévenant toujours la dépravation des humeurs, indiquent que celle-ci est l'effet immédiat du vice primordial des solides? Cette question théorique, que des médecins très-instruits ont contradictoirement discutée et résolue, ne peut point être traitée ici, d'où, par une loi sévère, nous voulons écarter les discussions hypothétiques. Qu'il nous soit permis néanmoins d'avancer que, suivant notre manière de voir, c'est à tort qu'on a prétendu faire exclusivement dériver le vice des liqueurs de celui des solides, et réciproquement. Plusieurs faits dénotent que, par une suite des rapports que les différens systèmes d'organes ont entr'eux, les altérations se succèdent très-rapidement dans les fluides, lorsque les solides ont été primitivement affectés, et à leur tour, que les solides souffrent du plus au moins, quand les liqueurs ont été dé-

pravées. Quant à nous , qui n'avons jamais trouvé l'altération des fluides, indépendante de la lésion des solides, et réciproquement, nous ne
devons pas séparer les effets de ces deux états
morbifiques , dans quelque partie , soit des solides, soit des liqueurs, qu'aient d'ailleurs pris
leur source les désordres primitifs de l'économie
naturelle. Aussi, dans les pays marécageux, et
nous l'avons déjà [§. 12.] fait remarquer, les
solides sont relâchés, et plus ou moins foibles.
Les liqueurs sont donc moins bien élaborées , et
disposées sans cesse à subir quelque altération,
suivant les circonstances, suivant les saisons , etc.
Par exemple , si l'année est humide, froide et
inégale, l'atonie des solides devenant plus marquée , et faisant des progrès , les humeurs se dé-
pravant de plus en plus , et subissant une dégénération pituiteuse , il en provient, à l'aide du
miasme marécageux, des fièvres , soit intermittentes , soit rémittentes, d'un caractère pituiteux
et humoral, compliquées de vers et de congestions muqueuses dans les organes. Au contraire,
lorsque l'année est sèche , chaude et peu irrégu-
lière , les solides perdant cette sérosité surabondante qui les relâchoit , et les liqueurs éprouvant
une altération bilieuse , il en dérive des fièvres ,
soit intermittentes , soit rémittentes, d'un caractère bilieux , avec menace d'engorgemens inflam-

matoires et complication de diarrhée, de dyssenterie, d'hémorragies, d'exanthèmes, etc.

Tels sont les produits d'une altération dispo-
sitive dans le ton des solides et la crase naturelle des liqueurs. Ceux qui, par un effet de l'habitude [§. 32.], par une suite d'une organisation moins radicalement affectée, ou par l'influence d'un régime plus salubre, éludent l'action des causes d'où dérivent les maladies fébriles ; ceux-là, disons-nous, quoiqu'ayant les fluides
plus sains, et le système des forces motrices en
meilleur état, n'en portent pas moins, en général, la tache originelle des pays marécageux,
cette disposition fondamentale à la dégénération
putride [§. 25, 51.] et bilieuse [§. 16, 17.].
C'est ce que décide une observation très-vraie,
faite par le docteur *Silvester* (a). Ce praticien a
généralement vu, en cherchant à déterminer les
avantages de la salivation excitée par le mercu-
re, que ceux qui habitent les environs des marais et les scorbutiques, sont plus susceptibles de
salivation que d'autres. Il y a donc une très-
grande analogie entre l'altération que le virus
scorbutique fait subir aux humeurs vivantes, et
celle que les miasmes marécageux font inévita-

(a) *Medical obfervations and inquiries by a fociety of
phyficians in london,* vol. **III.** pag. 244.

blement éprouver à ces mêmes fluides ? Nous
verrons ailleurs [§. 51.] que dans la cachexie
scorbutique des marais, ainsi que dans le scorbut, il n'y a qu'un vice d'élaboration et de cohérence dans les humeurs, et que leur altération est une suite de la dissolution putride que
la matière glutineuse du sang éprouve.

15. Un certain degré de dépravation dans les
solides et dans les liqueurs une fois posé, les
fonctions excrétoires doivent languir, et dès-lors
le trouble augmente dans la machine. Nous
n'avons pas besoin d'insister sur ce point. Dès
que la matière excrémentielle des secrétions est
retenue et croupit, il faut que la somme des
fluides en soit pernicieusement augmentée, et que
l'équilibre soit détruit ; il faut que les sucs dégé-
nérés qui circulent dans les vaisseaux ou qui
stasent dans les cellules du tissu muqueux, éprouvent eux-mêmes, et fassent subir aux humeurs
saines une fermentation intestine qui les dénature
et les altère de plus en plus. La nature sollicitée,
prenant enfin le dessus, peut bien, à des époques indéterminées pour nos foibles sens, opérer
des crises plus ou moins favorables. Mais ces
crises sont les produits d'une suite d'efforts et de
pénibles combats qui, dans une machine radicalement énervée, portent insensiblement une profonde atteinte aux forces vitales, et par là, lais-

sent enfin le corps en proie à cette série des maux qu'engendrent l'atonie et la surabondance des humeurs dépravées.

16. Le plus sensible et le plus important de ces effets d'où proviennent pour l'ordinaire tant d'accidens remarquables , est l'engoûment des viscères épigastriques, et en particulier celui du duodenum. Représentons-nous pour un instant les viscères qui composent la région appelée épigastrique , et jettons un coup d'œil sur l'importance des fonctions dont ces mêmes viscères sont chargés. Nous verrons l'estomac muni des glandes qui doivent verser le suc gastrique , chargé de commencer l'œuvre précieuse de la digestion ; le foie , cet organe aussi considérable qu'important, occupé à faire et à séparer la bile ; le pancréas , ce groupe de corps glanduleux , destiné à répandre au besoin l'humeur salivaire qu'il secerne ; la rate , ce viscère non moins utile sans doute , quoique ses usages soient moins suffisamment déterminés ; enfin , le duodenum , ce second estomac , pour parler le langage d'*Hoff-mann* , qui , recevant le suc pancréatique et la bile , doit achever et perfectionner la digestion. Sur le tout , un très-grand nombre de nerfs , et des nerfs très-considérables ; un appareil de vaisseaux , dont quelques-uns forment une branche presque séparée , mais d'une grande étendue ;

enfin, un centre d'énergie et d'activité marqué, pour ainsi dire, par un lien tendineux qui réunit, comme en un point, les parties les plus essentielles du bas-ventre : centre important, dont les correspondances sont infinies, et sur lequel se porte, d'une manière très-marquée, le jeu de nos passions et jusqu'aux effets de nos plaisirs et de nos peines.

Quel désordre ne doit donc pas introduire dans la chaîne des fonctions, le trouble introduit dans les opérations des viscères épigastriques ; et où est le lieu de l'économie vivante, dans lequel le vice des secrétions ait des résultats plus périlleux ? S'il entroit dans notre plan d'approfondir de pareils effets, combien de maladies, soit aiguës, soit chroniques, ne verrions-nous pas naître successivement, de l'engoûment de la rate et du foie, du cours retardé du sang dans la veine porte, de la surcharge de l'estomac et de la plénitude du duodenum ? Si les embarras de cet intestin parviennent jusqu'à un certain point, les fièvres putrides ou gastriques sont inévitables, les vers (*a*) éclosent avec la plus grande

______

(*a*) Les mêmes causes qui paroissent favorables à la production des fièvres intermittentes, le sont encore à la génération des vers. Aussi voit-on souvent les fièvres intermittentes accompagnées de vers, et les maladies vermineuses sont très-communes dans les pays maréca-

facilité et pullulent, les flux de ventre se forment et deviennent interminables. Les observateurs ne contesteront point ces assertions ; et bien loin de nous reprocher de vouloir faire refleurir une partie du système de *Sylvius* (système, du reste, qui n'est ridicule que par trop d'extension, et inadmissible par quelques suppositions gratuites), ils nous accorderont avec *Fréderic Hoffmann*, que le duodenum qui, par sa connexion, son site, ses fonctions, joue un si grand rôle dans l'économie animale, doit être encore, dans des circonstances morbifiques, le siège d'un grand nombre de maladies graves, puisque, par sa forme et par ses usages, cet intestin est, de toutes les

---

geux où les fièvres intermittentes sont endémiques. En hollande, les affections vermineuses sont beaucoup plus communes qu'en france, et les américains qui vivent en général sur un sol très-humide, sont attaqués de maladies vermineuses dans tous les âges. On sait, en outre, que le tœnia est presqu'endémique en hollande, et qu'il est trés-fréquent dans les pays marécageux près des lacs, et le long des plages maritimes ; on sait encore que la furie infernale est le fléau des plages marécageuses situées au nord de la suède ; que le dragoneau infecte les contrées basses de la guinée et plusieurs autres lieux également humides, palustres et mal sains. Aussi *Lancisi* avoit-il divisé les effluves qui sortent des lieux marécageux en émanations organiques et animées, et en émanations inorganiques et inanimées : *loc. cit.* pag. 46.

parties, celle qui présente le plus d'aptitude aux stagnations. Et quelles sont les liqueurs qui y croupissent? Le chyme, le suc pancréatique, la bile;.... la bile, cette liqueur inflammable si corruptible par sa partie lymphatique, que les miasmes attaquent et dénaturent, avec laquelle ces miasmes ont, ou paroissent avoir une espèce d'analogie, et qui, une fois dépravée, produit les désordres les plus variés.

17. Est-ce par une suite de cette plénitude du duodenum [§. 16.], que la cachexie bilieuse est endémique dans les pays marécageux ; ou cette même cachexie est-elle une cause de l'engoûment des viscères épigastriques? Cette proposition peut être vraie dans l'un et l'autre sens. Mais, quand nous voyons que les hommes, dans les pays marécageux, ont communément un teint plus ou moins jaunâtre [§. 12.], et qu'ils présentent une disposition plus ou moins prochaine à l'ictère, aux hémorroïdes, au dévoiement, aux fièvres d'accès, au cholera morbus et aux affections bilieuses ; quand nous remarquons que, dans ces mêmes pays, les fièvres intermittentes se transforment facilement en fièvres bilieuses, et celles-ci en fièvres intermittentes (a),

____

(a) Les observations qui justifient cet énoncé, sont très-claires et très-précises ; mais le plan de cet ouvrage ne nous permet pas d'en faire usage dans un trop grand dé-

etc. ; alors nous ne doutons plus que la cachexie bilieuse ne dérive naturellement de l'influence du miasme marécageux , et que celui-ci ne soit la cause des fièvres intermittentes ; car , et nous ne craignons pas de le déclarer , il ne nous semble pas vraisemblable qu'une maladie reconnoisse autant de causes , que les étiologistes veulent bien lui assigner ; et nous pensons que chaque affection morbifique (a) pourroit bien avoir un germe particulier que certaines circonstances détruisent ou développent ; que sans ce germe , la maladie qui en provient, ne peut point se former , et que ce principe , une fois fécondé , si

tail. Nous citerons seulement M. *Sumeire* , qui a démontré par le fait (journal de médecine t. 53. pag. 312) , le rapport qu'il y a entre le caractère des maladies du genre bilieux et le caractère des fièvres intermittentes et rémittentes , particulièrement dans les pays marécageux , et la transformation des fièvres bilieuses en intermittentes. Nous citerons encore le docteur *Saunders* , qui a observé, (voy. *observations on the animal economy*, etc. , *by John Gardiner*) une relation entre les fièvres bilieuses jaunes , intermittentes , et le flux de sang : ayant vu ces maladies régner en même temps et dégénérer souvent l'une en l'autre. Nous pourrions citer encore le docteur *Lind* , qui a montré la même chose dans plusieurs endroits de son essai sur les maladies des européens dans les climats chauds.

(a) Nous parlons de celles qui ont un caractère spécifique ; comme sont, par exemple, les fièvres d'accès, les épidémies, &c.

nous pouvons nous exprimer ainsi , par une force vraiment animale et vitale , se transmet , plus fréquemment qu'on ne pense , par voie de contagion. Mais ce n'est point de la démonstration de ces aperçus dont il importe de nous occuper ici : contentons-nous de remarquer d'une manière plus précise , que , dans la tournure générale des maladies attachées aux pays marécageux , la bile , comme cause primitive dans un sens , et secondaire dans un autre [§. 13.] , joue le rôle le plus caractéristique et le plus important. Est-ce parce que le levain fébrile a une influence de prédilection sur le foie et sur la liqueur qui est séparée par cet organe , ou bien , comme le pensoit le docteur *Maclurg* (a) , est-ce parce que les exhalaisons marécageuses qui occasionnent les fièvres intermittentes et rémittentes , les dyssenteries [§. 25. 26.] , etc. , agissant comme un ferment putréfiant , il faut que la secrétion bilieuse qui est destinée à débarrasser la masse des humeurs de la lymphe et des globules rouges du sang prêts , à dégénérer , soit nécessairement augmentée par ce ferment , et qu'ainsi cette secrétion augmentée soit une ressource que la nature se ménage ? Si cette dernière opinion ne doit pas prévaloir , n'est-elle pas très-

____

(a) *Expériments upon the human bile : and réflections on the biliari secrétion with an introductory essay* , pag. 138.

naturelle ? Nous savons que les fièvres intermittentes et rémittentes d'automne se sont guéries
quelquefois naturellement par un choléra-morbus, ou une violente évacuation de bile par haut
et par bas, et qu'à raison de ce, les anciens avoient
cru que ces fièvres provenoient de la bile : nous
savons que dans quelques pays, notamment en
zélande, cette province si mal saine des pays-bas,
où les phénomènes qui tiennent à la matière bilieuse sont aussi bien observés que connus, même
par le vulgaire, les fièvres d'accès et les affections
congénères y sont appelées génériquement la maladie de la bile ; mais dans le fait, cette humeur
en est plutôt l'effet que la cause, comme la très-
judicieusement observé M. *Pringle* (*a*), puisque
toutes les fois que ces fièvres viennent à une in-
termission parfaite, elles cèdent au quinquina, remède qui, autant que nous le pouvons savoir,
n'influe pas directement sur la bile. Il est très-vrai
cependant que quoique cette humeur ne soit pas
la première cause de ces fièvres, cependant sa trop
grande abondance et sa dépravation, occasionnées
peut-être par la maladie, deviennent fréquemm-
ment une cause secondaire d'irritation, et soutiennent la fièvre. Du reste, dès que la bile est augmentée dans ces cas, qu'elle est rendue plus acrimo-

____

(*a*) Maladies des armées, t. I, p. 340.

nieuse, en un mot qu'elle dégénère , il faut que le foie et plus rarement la rate soient affectés assez ordinairement dans les fièvres opiniâtres ou mal traitées , et la réunion d'un grand nombre d'avis sur cet article , forme un point de conformité précieuse entre la médecine ancienne et moderne.

18. Quand la pléthore bilieuse domine , la peau est , pour l'ordinaire , plus ou moins gâtée par des efflorescences , par des boutons , par des pustules , par des erysipèles , même par des ulcérations. S'il existe , ainsi qu'on ne sauroit en douter , des rapports plus ou moins particuliers entre l'état du foie et les maladies cutanées , et si , pour l'ordinaire , les vices de la bile accompagnent ces sortes d'affections , ou comme cause , ou comme effet (*a*) , comment se refusera-t-on à les placer dans la classe des maux qui sont sous l'influence générale des miasmes marécageux , lorsqu'il est reconnu que , dans les circonstances ordinaires , la cachexie bilieuse est réellement un produit de ces miasmes [§. 17.]? N'y eût-il que les dérangemens de la transpiration , procurés , soit par l'humidité qui règne communément dans les endroits palustres et bas , soit par cette quantité de gaz hydrogène que répandent de pareils fonds , et qui

____

(*a*) Cette matière importante a déjà été l'objet d'un prix proposé et adjugé par la société royale de médecine.

sans

Sans cesse en contact avec la peau, la dessèchent
ou en crispent les filières, soit enfin par les alter-
natives de froid et de chaud que donnent dans les
pays marécageux les ardeurs du soleil pendant
le jour, et la fraîcheur du serein pendant la nuit:
n'y eût-il, disons-nous, que de pareils dérangemens que nous serions contraints de placer parmi les maux qui sont endémiques dans les lieux
entourés de marais, une foule d'affections qui
tiennent aux vices de la transpiration, et de reconnoître que, sous toutes sortes d'aspects, les maladies cutanées sont liées, et d'une manière intime,
avec la cachexie bilieuse, comme cette dépravation est liée avec l'un des effets immédiats des miasmes marécageux.

19. L'équilibre une fois rompu dans l'économie vivante par l'effet d'une impulsion primitive qui a maîtrisé le principe de la sensibilité,
les lésions des organes ou les dérangemens de
leurs fonctions, se succèdent comme en s'enchaî-
nant mutuellement, et pour lors il se forme des
maladies dont on méconnoît quelquefois l'origine, lorsqu'on a perdu de vue l'influence éloignée
de la cause morbifique. La disposition aux maladies catarrales, qui doit être adoptée comme
un rejetton des maux qu'occasionnent les pays
marécageux, prouve clairement cette proposition. Deux causes, outre l'irrégularité de la transs-

D

piration dont nous avons déjà parlé [§. 18.]; contribuent à former cette disposition. La première est sans doute l'impression que l'air marécageux a pu faire, tant sur les nerfs de la peau, que sur les poumons ; la seconde est la relation très-intime qui existe presque toujours entre les embarras des organes de la digestion et les affections graves de la poitrine, parce que le poumon est le premier viscère qui, dans le cours de la circulation, reçoit le sang nouvellement vicié par le mélange des humeurs corrompues, absorbées des premières voies [§. 17.]. Aussi, et M. *Lucadou* (*a*) l'a judicieusement observé ; il arrive très-souvent dans les pays mal sains et marécageux, que ceux qui, l'automne précédente, ont eu des fièvres intermittentes opiniâtres, sont souvent affectés au printemps qui suit des maladies de poitrine catarrales, d'une manière beaucoup plus dangereuse qu'il ne l'est d'ordinaire. Nous verrons dans un autre endroit [§. 48.], que les fièvres d'accès plus ou moins rebelles, jettent presque toujours un grand désordre dans le cours régulier de la transpiration ; et nous ferons seulement observer ici, pour lier en quelque sorte les vices de cette excrétion avec les produits les

______

(*a*) Mémoire sur les maladies les plus familières à Rochefort, introduction, pag. 111.

plus particuliers [§. 26.] des miasmes marécageux, que *Pringle* (a) a vu l'influence d'une constitution catarrale se borner, dans les lieux palustres, à réveiller l'endémie des fièvres intermittentes.

20. L'air agit encore plus sur les poumons que
sur la peau, puisque cette substance élastique se
décompose dans les organes de la respiration,
pour entretenir les fonctions importantes auxquelles ces organes sont destinés. Un air mal
sain [§. 13.] doit, en conséquence, nuire aux
poumons eux-mêmes et à toute la constitution,
soit qu'il introduise des miasmes malfaisans, soit
qu'il s'oppose à la décharge des principes que le
sang doit exhaler. Et quand il n'y auroit dans
l'atmosphère marécageuse qu'une surabondance
respective de gaz azotique [§. 6. 24.], et d'autres substances incapables de servir à la respiration, ne trouveroit-on pas dans cet air des pays
mal sains la cause suffisante de la facilité avec
laquelle certaines affections chroniques de la poitrine peuvent s'y produire? Si les proportions du
gaz oxigène sont trop au-dessous de celles qui
font la salubrité de l'air atmosphérique ; si, par
un contact habituel, le gaz hydrogène fatigue les
surfaces si multipliées des bronches, que peut-il

____

(a) *Loc. citat. t. 1 , p. 51.*

en résulter pour les poumons , considérés abstrac-
tivement des désordres consécutifs de la machine , sur-tout des vices de la sanguification ; sinon
le développement incomplet des distributions
bronchiques , la stagnation du sang dans les parties les plus éloignées de la substance pulmonaire , peu à peu l'engorgement dans divers points
du parenchyme si vasculeux de ce viscère , l'en-
gouement d'une partie de ses vaisseaux lymphatiques , l'embarras de quelques-unes de ses glandes conglobées ? De-là , le trouble dans les fonctions importantes des poumons , une diminution
évidente dans la force qui détermine l'inspiration et l'expiration , le rallentissement dans le jeu
de la puissance absorbante , moins d'activité dans
l'expulsion des fuliginosités pulmonaires , etc.
Sans doute qu'une gène aussi marquée dans le
jeu continuel de la poitrine , doit favoriser la production de l'asthme , de la toux chronique , de
l'hydrothorax , de la pulmonie , etc. Ces maladies
sont en effet , ou plus fréquentes ou plus fâcheuses dans les pays marécageux ; mais combien ne
le seroient-elles pas davantage , sans le renouvellement de l'atmosphère que procurent les vents,
les orages et le retour alternatif des saisons , et
qui modifie ainsi , pour l'avantage de l'individu ,
ces dispositions auxquelles les vices de climat donnent malheureusement naissance !

21. Jusqu'ici [§. 14 à 20.] nous n'avons fait mention, parmi les productions morbifiques des pays marécageux, que de celles qui proviennent de l'influence générale du climat ; et à la rigueur, ce ne sont point là celles qui peuvent donner la solution du problème publié par la société royale. Nous devons indiquer, pour remplir le but que nous nous efforçons d'atteindre, les affections qui résultent de l'influence particulière des pays marécageux, et montrer précisément à quelle espèce de maladie les émanations des eaux stagnantes peuvent donner naissance.

22. Pour résoudre cette difficulté, nous devons établir ici, que, puisque le miasme marécageux est un mixte [§. 6.] composé de gaz ammoniacal, ou si l'on veut de gaz odorant, de gaz azotique et de gaz hydrogène plus ou moins altéré par le gaz acide carbonique, il faut que les résultats de ce miasme diffèrent, suivant la dominance de tel ou tel principe qui le constitue, conséquemment que les effets morbifiques suivent les rapports de ces variations accidentelles. D'après cela, dès que le gaz hydrogène, approchant le plus de sa pureté naturelle et aqueuse, est en plus grande quantité, ceux qui seront exposés immédiatement à son action, auront à redouter des brûlures, des érysipèles, et seront menacés de suffocations et de morts subites. Si le gaz

D 3

azotique l'emporte sur les autres principes, on verra naître chez les individus qui auront à souffrir de ses malignes influences, des langueurs, des maux de tête, des anxiétés précordiales, des foiblesses, des asphyxies et des morts subites. Enfin, quand le gaz ammoniacal surabonde, il en proviendra sans doute des fièvres putrides, malignes, pétéchiales, des dyssenteries, des charbons, des ulcères sordides et des affections gangreneuses. Est-ce par un effet de ces principes réunis, mais combinés suivant des proportions qui nous sont inconnues, que surviennent les productions les plus générales et les mieux constatées des pays marécageux, c'est-à-dire, les fièvres soit intermittentes, soit rémittentes ? Tout nous porte vers cette opinion ; en reconnoissant toutefois que c'est aux modifications, dont sans doute le miasme est très-susceptible, que sont dues les différences d'intensité qu'on observe dans les diverses endémies ou épidémies de ces fièvres.

23. Le gaz hydrogène émane en plus ou moins grande quantité des eaux stagnantes et des sols marécageux. Cette vérité est démontrée aujourd'hui ; et depuis les brillantes expériences de MM. *Volta, Bucquet, de Fourcroy, Bertholet*, il n'est plus permis de la méconnoître. Le propre de ce gaz est de s'enflammer lorsqu'il est en contact avec l'air atmosphérique, de s'allumer à la

flamme d'un corps combustible, ainsi que par l'étincelle électrique. S'il est pur, il brûle très-bien en détonnant, mais cette inflammabilité diminue en raison des gaz étrangers et non inflammables avec lesquels il est uni. C'est à la détonation et à la combustion du gaz hydrogène qu'il faut attribuer ces embrasemens spontanés qui quelquefois ont ravagé les campagnes et porté la terreur dans l'esprit de leurs habitans. Mais si ce gaz peut en brûlant spontanément, ainsi qu'il conste par des faits (*a*), consumer des végétaux et détruire des forêts, des édifices; à plus forte raison, causera-t-il des brûlures et des inflammations cutanées à ceux qui, entrant sans ménagement [§. 99.] et les pieds nus dans la fange des palus, procureront, par le piétinement, le dégagement d'une très-grande quantité de gaz hydrogène. Nous avons interrogé plus d'une fois ces malheureux manouvriers qui, toutes les années sur la fin de l'été, profitent du desséchement

------

(*a*) On a vu en 1780, le feu prendre de lui-même et s'étendre sur plus de 1900 toises quarrées d'un sol marécageux, et les racines être brûlées jusqu'à 2 pouces de profondeur (gazette de santé, année 1780, page 162). De semblables événemens ne sont pas rares. On en trouve des exemples dans plusieurs livres, et notamment dans le 4ᵉ. volume, page 271 et suivantes de l'histoire naturelle, de l'air et des météores, par M. l'Abbé *Rickard*.

naturel de nos marais pour aller récolter les roseaux qui croissent dans ces terrains : ils nous ont
dit qu'en remuant avec les pieds la vase lorsqu'elle
n'est point tout-à-fait desséchée, ils sentent, pour
l'ordinaire, sur leurs jambes nues, des déman-
geaisons douloureuses, que quelquefois leurs
jambes s'enflent, qu'il y naît des érysipèles, des
furoncles et d'autres fois des excoriations plus ou
moins profondes, qui se croûtent facilement.
Quelques-uns d'entr'eux sont sujets aux varices.

Mais, comme le gaz hydrogène est treize fois
plus léger que l'air des propriétés apparentes
duquel il jouit, ce gaz, en sortant du limon fétide
qui le contient, s'élève vers la région supérieure
de l'air. Or, si ce gaz s'échappe en grande quantité et tout à coup, il peut suffoquer ceux qui se
trouvent plongés dans son atmosphère, ou du
moins gêner très-sensiblement leur respiration et
leur procurer de fâcheuses ophtalmies ; il peut
même les tuer inopinément, si des circonstances s'opposent à un prompt renouvellement de
l'air atmosphérique (a) : car le gaz hydrogène ne

____

(a) C'est ce qui est souvent arrivé dans des lieux très-
bas ou profonds, comme dans des mines, dans des puits,
dans certains fossés de fortification entourés de murs élevés. Les mémoires de l'académie, année 1701, contiennent sur-tout des faits de ce genre, qui ne se multiplient
malheureusement que trop, faute de précautions qui pourroient les rendre infiniment plus rares.

sauroit servir ni à la combustion, ni à la respi‑
ration, et il tue très-promptement les animaux en
leur donnant des convulsions vives (*a*). Ceux qui
sont accoutumés à diriger les grands travaux né‑
cessaires au desséchement des marais, savent que
des hommes robustes sont singulièrement affoi‑
blis, lorsqu'ils sont long-temps employés dans
les parties les plus mal saines de ces opérations;
ils sont instruits que ces mêmes travailleurs ont
besoin d'être relevés dans leurs postes [§. 96.];
ils connoissent même des exemples de fréné‑
sie (*b*), de suffocation et même de morts subites,
dont ils ignoreroient la cause, s'ils méconnois‑
soient l'action dangereuse du gaz hydrogène sur
l'économie vivante.

24. Le gaz azotique, ainsi que le gaz hydro‑
gène [§. 23.] sort des terrains palustres en quan‑
tité d'autant plus grande qu'il y a dans ces sols
beaucoup plus de matières animales, y subissant
le mouvement de putréfaction qui les volatilise,
puisque le gaz azotique existe en grande quantité
dans les substances animales et sur-tout dans les

(*a*) Voyez le mémoire sur la manière dont les animaux
sont affectés par différens fluides aëriformes méphitiques,
etc. par M. *Bucquet.*

(*b*) Voyez *Pringle*, maladies des armées, t. 1, p. 316,
t. 3, p. 144.

parties fibreuses. On croit que de l'union ou de
la combinaison de cette espèce de gaz avec le gaz
hydrogène, en des proportions déterminées par
M. *Bertholet* (a), il résulte le gaz ammoniacal
dont nous parlerons dans peu [§. 25.], et que
dans ces opérations chymiques-naturelles, il se
forme encore une partie de gaz acide carbonique ;
car il n'existe pas sans doute des décompositions
sans de nouvelles combinaisons. Le gaz azotique aussi peu propice à la combustion et à la respiration que les autres fluides aëriformes, constitue donc un air très-nuisible aux animaux, toutes
les fois qu'il est en trop grande proportion dans
l'atmosphère. Car, sans parler de l'action qu'il peut
exercer sur les corps vivans qui l'absorbent,
rappellons-nous, pour bien mettre au jour les
qualités défavorables de ce fluide, quelle est la
vraie manière dont l'air se comporte dans le mécanisme de la respiration. A en juger par ce que
les apparences et la chimie nous enseignent,
cette fonction importante est un phénomène très-
analogue à la combustion, puisque, à l'instar
de cette dernière, elle décompose l'air [§. 20.],
et que de ce premier résultat, il en provient une

(a) Précis d'observations sur l'analyse animale, comparée à l'analyse végétale, etc. Journal de médecine, vol.
67, pag. 469.

foule d'autres plus ou moins remarquables ; comme l'exhalation d'un principe dégagé du sang, lequel, transformé en gaz acide carbonique par rapport à l'union qui s'en fait avec l'oxigène, sort, pendant l'expiration, avec une quantité de gaz azotique ; comme l'absorption de la matière de la chaleur, qui, séparée de l'oxigène, après que l'air entré dans le poumon pendant l'inspiration, en a distendu les vésicules, s'unit au sang et lui donne toutes les propriétés qu'il a perdues en parcourant tout le corps, etc. ; à ce compte, la respiration est une fonction véritablement vivifiante, puisqu'elle sert à réparer la chaleur animale et à évaporer un principe qui s'exhale du sang et dont la surabondance préjudicieroit fortement à la machine. Or, à combien de souffrances et d'accidens plus ou moins terribles ne seront pas exposés ceux qui vivront habituellement dans une atmosphère privée d'une quantité suffisante d'oxigène, et, pour ainsi dire, saturée de gaz azotique et d'autres principes également malfaisans ? Nous avons dit [§. 22.], que dans de pareilles circonstances, ainsi qu'il arrive très-souvent à ceux qu'on emploie à curer des fossés, à nettoyer des égoûts, à dessécher des marais, etc., on éprouve, sans cause manifeste, des lassitudes spontanées, des langueurs générales, des anxiétés, des pesanteurs de tête, des accablemens, des étourdissemens (*a*), et que même quelques-uns tombent asphyxiés ou meurent subitement.

Un homme de 35 ans, natif d'une ville située sur les montagnes, et en apparence bien constitué, fut employé en 1778 parmi ceux qui lèvent la dîme du blé, dans une ville avoisinée de marais. Obl.gé d'attendre que les moissonneurs eussent rempli leurs fonctions pour commencer les siennes, il profita de ce temps d'inaction pour se reposer. Il se couche sur l'herbe molle, sur les bords d'un vaste fossé rempli de vase à demi desséchée et ombragé par des saules dans une campagne marécageuse : l'heure se passe où cet homme devoit être rendu à la ferme ; ses camarades inquiets le cherchent et le trouvent encore étendu. On le croît plongé dans les douceurs du sommeil, déjà on s'apprête à le tracasser, mais qu'elle surprise quand on ne relève plus qu'un cadavre. Apporté à l'hôpital, et prévenus de cet accident, nous nous y rendons pour ordonner les soins qu'on

---

(*a*) Les sergens, les caporaux et les soldats de la garde de la porte d'ingouville, au hâvre de grâce, ont attesté à M. *Read*, qu'ils ne pouvoient s'appuyer cinq ou six minutes sur le garde-fou du pont construit sur les fossés de cette porte ouverte du côté d'un marais très-considérable, sans ressentir des maux de tête et des étourdissemens qui les forcent de rentrer aussitôt dans le corps-de-garde. Journ. de médec. milit., t. 1, pag. 44.

administre aux axphyxiés : tous nos efforts furent vains ; il ne nous resta plus que le désir de rechercher dans le cadavre les causes de cette mort inopinée. Nous ne trouvâmes aucun désordre, aucune lésion, si l'on en excepte un engorgement des vaisseaux de la tête et de ceux du poumon, et un léger emphysème dans les tégumens qui revêtent le cou et le devant de la poitrine.

Les causes de la mort de cet homme peuvent-elles être équivoques ? Il n'avoit pas fait la moindre débauche ; son corps étoit sain ; il ne se plaignoit de rien avant d'aller aux champs. Echauffé par les ardeurs de la canicule, il se livre au sommeil et passe de-là dans les bras de la mort. A n'en pas douter, cet homme périt asphixié, et principalement par les effets du gaz azotique.

25. L'air est inodore, et toutes les fois que l'atmosphère présente une sorte de fétidité, il faut l'attribuer aux corps étrangers qui y sont répandus. Conséquemment lorsque les lieux palustres exhalent une puanteur sensible, il faut en chercher la cause, et on la découvre, non dans le gaz hydrogène qui s'y trouve en plus ou moins grande quantité, quoique cette substance ait une odeur forte et reconnoissable ; mais dans un autre principe également volatil, un des principaux produits de la putréfaction, véritable gaz ammoniacal, sans doute, sinon par sa nature, du moins

par ses propriétés, et l'énergie avec laquelle il agit sur les organes des animaux. Plus les eaux stagnantes et la molange contiennent de substances animales ou végéto-animales qui s'y pourrissent, et plus elles fournissent de cet être odorant fugace, si propre à développer le mouvement putréfactif dans les corps qui sont exposés à son action. Aussi les maladies qui règnent dans le voisinage des marais de cette espèce, portent-elles toutes l'empreinte de la dissolution putride des liqueurs que le gaz ammoniacal occasionne avec tant de force. Ce sont des fièvres putrides, malignes, quelquefois pétéchiales, le *Kacyos* d'hippocrate, des dyssenteries, des charbons (a), des dépôts gangreneux : maladies toujours terribles, formées par l'altération profonde que le miasme alcalin a fait contracter aux humeurs vivantes, et dont

---

(a) Le charbon n'est guère endémique que dans les contrées méridionales et marécageuses ; et c'est déjà une forte conjecture pour déterminer l'origine du délétère qui le produit ; et quoique le charbon soit une maladie qui semble plus particulière à certains quadrupèdes, et qu'elle ne soit répandue parmi les hommes que par voie de contagion, ce n'est pas un motif d'aller chercher sa véritable cause dans une source différente de celle qui produit, pour l'espèce humaine, les fièvres putrides les mieux caractérisées, les fièvres malignes, les dyssenteries et même les ulcères sordides.

la diversité tient, tant au degré de dégénération
que telle ou telle humeur a acquis, qu'à l'énergie des principes qui leur ont donné naissance.

Des exemples sans nombre prouvent la vérité
de ces assertions. Des armées nombreuses dévastées par des fièvres putrides, par des dyssenteries, pour avoir campé dans des pays mal sains
et près des terrains marécageux (a); des équipages de vaisseaux presque détruits pour avoir jeté
l'ancre dans des hâvres resserrés ou près des eaux
stagnantes (b); des casernes devenues un séjour
pestilentiel pour avoir été construites dans des
lieux palustres (c); des forts devenus un goufre
des garnisons pour avoir été élevés dans le voisinage des marais ou sur des plages enfoncées (d);
descolonies européennes entiérement absorbées par
leur établissement sur des sols marécageux (e);

(a) On en trouve des exemples dans *Pringle*, des maladies des armées, etc., et dans *Lind*, essai sur les maladies des européens dans les climats chauds; *Passim.*

(b) Voyez *Lind*, loc. citat., t. 1, p. 221, traduction
française.

(c) Voyez *Dazille* sur les maladies des climats chauds,
pag. 9, 12, 41.

(d) Voy. *Lind*, *Dazille*, loc. citat.

(e) Voyez l'abbé *Raynal*, recherches sur les établissemens des européens dans les deux indes; *Lind*, *Dazille*,
loc. citat.

des contrées entières ravagées par des fièvres malignes après l'évaporation d'une palus infecte (*a*); toute une ville affligée par une épidémie de fièvre pétéchiale après des brouillards dont la fétidité annonçoit la virulence (*b*), etc., sont des faits qui portent avec eux une démonstration. Si, pour les contester, on nous objectoit que ces maladies cruelles ont moins dépendu, même dans les circonstances dont nous parlons, de l'influence de l'air marécageux, que du concours de plusieurs autres causes qui ont un effet plus sensible, nous aurions bientôt recours à un nouveau genre de preuves. *Pringle* (*c*) a vu dans la

(*a*) Voyez Lancisi, *de noxiis paludum effluviis*, Passim. — Orlandi *de exsiccandarum paludum pontinarum utilitate , deque infirmitatibus quæ ab aquis stagnantibus oriundis.* Romæ 1783, pag. 40, §. XVIII et suiv. — Platner, *prolusio de pestiferis aquarum putrescentium expirationibus* , insérée dans le second volume des opuscules de cet auteur, pag. 238 et suiv. — Ejusdem, *dissertat. de morbis ex immunditiis*, ibid., tom. 1 , pag. 70, §. V , pag. 74, et suiv. — Lind, Dazille, *loc. citat.* — Zimmerman, traité de l'expérience en médecine, tom. II, pag. 384 et suiv. — Les mémoires de la société royale de médec. , tom. III, pag. 26, des mém. — etc., etc.

(*b*) Voyez la description de la fièvre intermittente pétéchiale qui a régné en scanie en 1765, par M. *Acrel*, dans le 28e volume des mémoires de l'académie de stockolm, pag. 320 , art. 9, trimestre 4. (en suédois).

(*c*) Malad. des armées , t. 1 , p. 44 et suiv, , pag. 318 et suiv. et ailleurs.

répartition des régiments à la fin des campagnes,
que les bataillons ou partie de ces mêmes bataillons jouissoient d'une santé parfaite, ou étoient
en proie à des maladies putrides, suivant le degré
de salubrité des lieux sur lesquels ils étoient divi-
sés; il a même vu que l'intensité des fièvres étoit
relative à la nature du sol et des émanations pestiférées qu'il fournissoit. *Lind* (a) nous apprend
que dans les pays chauds, les équipages qui se
soutiennent en mer sains et dispos, sous la même
influence de régime, prennent la fièvre du matin
au soir s'ils descendent à terre sur des bords marécageux. On a vérifié au hâvre de grâce (b), à
valogne (c) que la partie du même régiment qui
monte la garde au poste le plus marécageux, a
toujours le plus de malades et le plus de fiévreux.
On a observé plusieurs fois (d) dans quelques
lieux mal sains, sur-tout des latitudes méridionales, que des personnes auparavant bien portantes et qui se maintenoient dans cet état par la
précaution de tenir exactement fermées toutes
les ouvertures qui donnoient du côté des marais,

(a) Maladies des européens dans les climats chauds.
tome 1.

(b) Voyez le journal de médec. milit. t. 1, p. 44-5.

(c) *Idem.* ibid. pag. 477.

(d) Voy. *Lind. loc. citat.*

ont éprouvé des maladies putrides très-graves, pour avoir ouvert ces mêmes fenêtres , et permis un libre accès à l'air fétide que ces terrains répandoient si profusément..... Dans ces exemples et leurs analogues [§. 29.] , est-il permis d'accuser , pour principes majeurs, ces causes secondaires [§. 27 31 à 41.] auxquelles ont recours ceux qui voudroient anéantir l'action des miasmes marécageux , et n'est-on pas contraint de reconnoître l'influence funeste de ces miasmes sur la production de ces maladies ?

26. Cette influence est plus frappante encore sur le développement des fièvres , soit intermittentes , soit rémittentes ; car , il est de science certaine en médecine , que ces maladies sont endémiques dans les pays bas , remplis de marais et sujets aux brouillards , ainsi que dans les lieux humides , vaseux , et dans lesquels il y a des débris de végétaux en fermentation. Pourroit-on exiger de nous une suite d'observations propres à démontrer la vérité de ce précepte , lorsque, parmi les livres de médecine-pratique, ceux qui, bien loin de n'être qu'une compilation servile et mal digérée , sont au contraire le simple narré des faits et le modeste exposé des conséquences qu'ils fournissent , en contiennent les preuves incontestables ? Que ceux dont le rigorisme inflexible exige les détails sévères de la démons-

tration , parcourent avec nous le bel ouvrage que
Lancisi a laissé à la postérité , pour constater le
danger des effluves qui s'élèvent des palus ; qu'ils
nous suivent dans rome , dans orvietto , dans
bagnaréa , dans pésaro , dans férentino , dans
anagni et dans frusinone , lorsque des épidémies
cruelles en affligeoient les habitans , et qu'ils
voyent les causes de ces calamités publiques
dues aux inondations du tibre , à la stagnation
des eaux qui avoient servi au rouissage du lin ,
à l'évaporation des marais et aux émanations des
eaux croupissantes (*a*) ; qu'ils nous suivent dans
giessen , lorsque la fureur des fièvres épidémiques succède aux malheurs de la guerre , et
qu'ils observent que les maladies intermittentes
et rémittentes dont M. *Berchelmann* (*b*) a parlé ,
n'auroient jamais déployé tant d'énergie, sans la
longue inondation que des ennemis puissans per-
mirent et entretinrent (*c*) ; qu'ils nous suivent

______

(*a*) *De noxiis palud. effluv. lib. II.*

(*b*) *Acta philosophico-medica societatis academiæ scien-
tiarum principalis hassiacæ giessæ catorum* , 1771 , art. 25.

(*c*) Il ne manque pas des exemples d'épidémies plus ou
moins funestes , survenues après des inondations ; on
pourroit même dire , dans un sens contraire, qu'on ne connoît guères des inondations qui n'ayent été suivies de
maladies épidémiques. Voyez entr'autres faits de ce genre ,
l'épidémie meurtrière de l'île jourdain , décrite dans les

dans l'aschendorf en proie à une épidémie bien-
nale , et qu'ils remarquent que les fièvres inter-

------

mémoires de la société royale de médecine , tom. II. p.
145 , de l'hist ; voy. *Zimmermann* , de l'expérience en
médecine , T. II. pag. 391 et suiv ; et le discours de
dom *Fernandez, sobre las enfermedales que podian producir
las copiosas iluvias è inundaciones de aquel anno,* etc. 1787.
Les arabes, dans les indes orientales , sont si bien au fait du
danger des inondations , que lorsqu'ils ont à se venger
des insultes qui leur ont été faites par les turcs de bassora,
ils ne croyent pas avoir de meilleur moyen que de rompre les digues de la rivière près cette ville , pour inonder
les déserts qui l'entourent : sûrs qu'une épidémie désastreuse ne manquera pas de se déclarer. *Lind* , *loc. cit.* tom.
I. pag. 142.

Ajoutons ici qu'une épidémie très-générale dont cette
ville et nos campagnes viennent d'être affligées et sont
encore la proie , nous a fourni de la vérité que nous ta-
chons d'étayer la démonstration la plus claire. Les grandes pluies du printemps (1788) ayant donné lieu à des
marres , notamment à des débordemens de plusieurs rivières , et les chaleurs de l'été , jointes au croupissement
des eaux , ayant occasionné leur putréfaction , l'air a
été universellement empoisonné par ces exhalaisons dangereuses. Les fièvres rémittentes , quelquefois mortelles ,
ont pris un caractère d'universalité , d'autant plus éton-
nant , qu'on peut presque dire que les drogues ont manqué pour aller au secours des malheureux malades. Nous
ferons part à la société royale des circonstances de
cette endémie-épidémique.

mittentes et rémittentes dont *Lautter* (a) nous a transmis l'histoire, n'auroient jamais acquis tant d'universalité et tant de férocité sans les émanations putrides d'un vaste marais que les ardeurs de la canicule, durant une constitution sèche et chaude, avoient tari complétement contre l'ordinaire.

27. Mettra-t-on en doute, pour ébranler l'opinion que nous tâchons de faire valoir ici, que les émanations palustres soient la cause réelle des effets que nous leur accordons? Notre réplique est toute prête. Là où nous voyons des résultats univoques et communs, nous pensons qu'il doit agir une cause générale et spécifique. La chercherons-nous dans les alimens (b)? Cette

---

(a) *Historia medica biennalis morborum ruralium....* *qui laxemburgi... dominati sunt ,* &c.

(b) Les meilleurs alimens, dit M. *Ingen Housz* (expériences sur les végétaux pag. 143), ne sont pas en état de nous garantir des maladies dans un pays mal sain, au lieu qu'on peut se porter très-bien avec des alimens d'une qualité inférieure, lorsqu'on respire un air très-pur. *Lind* (maladies des europ. T. I. pag. 7, note 2) prouve cette vérité, par ce qui arriva au prince *Eugène* assiégeant belgrade à la tête d'une armée formidable. Les maladies intermittentes et rémittentes, les dyssenteries régnoient avec fureur. Pour s'y soustraire, ce général ne mangeoit que des alimens, et ne buvoit que de l'eau qu'il envoyoit chercher à vienne : cependant il ne fut pas exempt de la

source est, à la vérité, féconde, en conséquences morbifiques : mais quelles variétés ne trouve-
t-on pas dans la manière de se nourrir parmi les
individus d'une contrée même très-limitée ? Dira-
t-on que les forces organiques, par un effet de
leur énervation, produisent un chyle identique,
mais plus ou moins vappide et dépravé ? Ce raisonnement paroît plus spécieux que solide. Et
tandis qu'il est démontré que certaines herbes
communiquent au lait et à la chair des animaux
qui s'en nourrissent, une qualité désagréable,
parce que les alimens, suivant leur qualité différente, portent, au milieu de nos organes, les
molécules inaltérables qui les distinguent genres,
espèces, et même variétés, voudroit-on que les
substances dont l'homme se nourrit, ne fussent
altérables que pour lui seul ? Non : les alimens
ont une très-grande influence, sans doute, sur
les êtres vivans ; mais cette influence moins étendue que quelques-uns veulent bien le faire croire,
n'est point assez forte pour causer dans tout un
pays, dans toute une contrée, où la manière de
se nourrir, la préparation des alimens, etc.,
diffèrent, à tant d'égards ; la même disposition

---

dyssenterie dont il fallit périr. M. *Pringle* a donné d'autres
exemples, suivis de raisonnemens concluans : mal. des
arm. T. I. pag. 163. 167.

dans les solides et dans les liqueurs , en un mot la même santé et les mêmes maladies?

La trouverons-nous dans les affections de l'ame, dans les exercices du corps, dans les excrétions naturelles, dans l'ordre observé pour la veille et pour le sommeil? Mais que de subtilités ne faudroit-il pas pour donner une explication qui s'étendroit sans efforts aux phénomènes de l'économie animale. Nous verrions bien dans les effets désordonnés de ces choses dites non-naturelles, des moyens propres à seconder l'activité des causes morbifiques [§. 31 à 41.]; mais nous n'aurions pas le courage de vouloir, par les détours d'une métaphysique illusoire, en tirer les agens principaux des maladies distinguées par un caractère spécifique. Et lorsqu'on nous dira que la fièvre dépend du spasme des petits vaisseaux; ce spasme, de la matière supprimée ou retardée des excrétions ; ce trouble du travail excrétoire, des désordres moraux , du froid, de l'humide, etc., etc., nous penserons encore que ces causes diverses n'ont point assez d'activité ou la même activité , qu'elles ne peuvent pas rendre raison de l'universalité des maladies, et que , quoique secondaires ou coopérantes, elles ne sont point ces causes éloignées (*a*), mais primitives et réelles, auxquelles il faut

----

(*a*) Nous disons éloignées, parce que les miasmes ma-

attribuer la tournure identique des maladies.

28. Et quels sont les argumens sans réplique qui renversent l'opinion des miasmes marécageux , regardés comme ces causes réelles et primitives des maladies universelles ? Démontrent-ils que le gaz hydrogène [§. 22. 23] est sans vertu , le gaz azotique [§. 22. 24.] sans activité , et l'esprit recteur [§. 22. 25.] particulier qui sort des matières animales et végétales putréfiées , sans force et sans effet ? Détruisent-ils une foule d'observations précieuses qu'un volume réuniroit à peine, et dont la moindre , bien constatée , suffit pour renverser tous les faits négatifs , et détruire les hypothèses les plus plausibles ? On nous objectera que les affections , regardées comme endémiques dans les pays marécageux , ont souvent régné dans des lieux bien éloignés , et dans un temps où ces mêmes pays ont paru respectés. Nous accordons le fait. Nous dirons plus , nous en avons été les témoins. Mais , dans ces cas, le site des lieux , le souffle des vents (a)

récageux sont la cause première , et que cette cause peut rester long-temps sans se développer. Si dans ces circonstances , la matière d'une dartre vient à être répercutée , si l'humeur de la transpiration vient à être supprimée , cette matière , cette humeur, en réveillant le miasme fébrile , peut développer la fièvre , et faire croire que cette matière , cette humeur en sont la véritable cause.

(a) Une maladie épidémique désoloit meyrueis et ses

dominans, la forme des montagnes et quelqu'autres causes locales, nous ont toujours donné l'explication de ces phénomènes. C'est ainsi qu'en
1782, à l'occasion de très-grands travaux con-
tinués dans une plaine marécageuse, une petite
ville placée presqu'au centre du desséchement et
des opérations, fut, pour ainsi-dire, préservée
d'une épidémie meurtrière qui s'étendit principalement dans le quartier occidental de la ville
que nous habitons. Mais ce quartier ouvert au
midi, est protégé au nord par un rang demi-
circulaires de collines ; les rues de ce quartier
sont, pour la plupart, sans être pavées ; les ate-

---

environs. M. *Tendon*, médecin, fut envoyé sur les lieux,
et reconnut qu'elle étoit due aux pluies excessives du
mois de mai, qui avoient grossi les étangs et inondé les
fossés et les vallons. Mais il remarque que les habitans
des montagnes furent ceux qui souffrirent le plus de ce
fléau, parce qu'un vent de mer qui souffla pendant un
long-temps, avoit transporté tous les miasmes sur les
lieux élevés. M. *Banau* a observé la même chose dans un
autre canton de la province : un village situé sur une
montagne, a été dépeuplé par une fièvre épidémique, tandis que les habitans des vallons en ont été exempts. Mém.
sur les épidémies du languedoc, pag. 22. Ces faits, et
une infinité d'autres donnent, selon nous, la solution
des deux questions faites par M. *Paulet*, dans la gazette de
santé, année 1777, pag. 194, au sujet de la ville de
ham et de saint-quentin en picardie.

liers destinés aux opérations les plus sales de quelques arts, se trouvent, dans cet endroit ; au nord-ouest de ce quartier, immédiatement au pied du centre demi sphérique des collines énoncées, sont placés de grands canaux, lesquels cette année avoient été mis à sec pour en faire le curage ; enfin, les vents d'est regnèrent presqu'exclusivement plusieurs mois de suite : d'où nous pouvons conclure que les miasmes marécageux poussés par les vents du midi, jusqu'au pied du rampart placé par la nature, ne pouvant s'élever et franchir cette digue insurmontable, refluèrent de tous côtés, et formèrent ainsi , pendant long-temps, une atmosphère empestée. Les fièvres intermittentes et rémittentes s'étendirent avec une fureur dont on n'avoit pas vu d'exemples ; les malades étoient accumulés dans les maisons, et quoique la mort ne fît pas un trop grand nombre de victimes , les maladies longues, la misère, la malpropreté, et peut-être des traitemens inconsidérés , procurèrent une iliade de maux, dont les effets ne sont point partout détruits encore.

29. Si ces faits , ces observations, nos raisonnemens [§. 26 à 28] n'entraînoient pas la conviction, et que, par des argumens captieux, on pût affoiblir nos détails, nous aurions recours à cette dernière preuve dont nous avons ailleurs

[§. 25] tiré quelqu'avantage , et dont nous nous servons encore ici , parce qu'elle nous paroît victorieuse. *Lancisi* rapporte , que de 30 personnes , gentilshommes et dames de la première distinction de rome , qui avoient été par partie de plaisir vers l'embouchure du tibre, 29 d'entr'elles furent attaquées sur le champ des fièvres tierces , parce que le vent changea tout d'un coup, et souffla du midi sur les marais infects (*a*). Le docteur *Franklin* assure qu'il a essuyé une fièvre intermittente dont il a été atteint immédiatement après avoir été exposé au gaz hydrogène qui s'élevoit d'une eau dont il avoit agité le fond; et M. de *Fourcroy* témoigne qu'il a vu, à plusieurs reprises, un grand nombre de blanchisseuses qui lavent leur linge dans la rivière des gobelins , attaquées à la fois d'une fièvre d'accès , dont il est clair que la cause étoit due à l'air infect qui se dégage de cette petite rivière (*b*). Le journal de médecine contient une observation plus concluante encore , puisque , de quatre étrangers également sains et bien portans qui vont visiter, en passant, une place nouvellement pratiquée sur un sol marécageux, le ma-

---

(*a*) *Loc. cit.* lib. part. II , cap. VII, §. VIII, pag. 136,
(*b*) Mémoires et observations de chimie , pag. 178 , dans la note.

tin au lever du soleil, trois sont pris d'une fièvre rémittente maligne, et le quatrième est affligé d'une dyssenterie ; maladies qui réduisent ces quatre infortunés à demi doigts de leur perte (*a*). *Lind* cite un cas où, de treize personnes qui furent occupées à abattre des arbres, et à mettre en état de culture un champ marécageux, onze furent atteintes de fièvres violentes qui se terminèrent en intermittentes obstinées, dont plusieurs périrent (*b*). *Grant* avance qu'il y a une habitation entière à antigoa, devenue si mal saine par une simple écluse, que les habitans en général y avoient une fiévre d'accès en toute saison, s'ils fixoient leur habitation près de cet amas d'eau (*c*). Suivant le témoignage de l'abbé *Rozier*, la plaine du forez est couverte d'étangs, et les malheureux habitans de cette contrée sont pendant neuf mois de l'année réduits à l'inaction et à un état douloureux et languissant : la partie élevée qui borde cette plaine étoit rarement affectée ; aujourd'hui un particulier a fait construire un étang de cent arpens au pied de la montagne, et les environs sont aussi infectés que ceux de la

---

(*a*) Tom. 69, pag. 144. (nous sommes l'auteur de cette observation. Note ajoutée.)

(*b*) Des maladies des europ., etc. Tom. I, pag. 54.

(*a*) Recherches sur les fièvres, etc. Tom. I, pag. 14, trad. franç.

plaine (*a*). Tout le monde sait que le riz ne lève et ne croît qu'autant qu'il est submergé. On voulut faire quelques essais relatifs à sa culture, dans une province de france, ces essais réussirent ; mais le gouvernement justement alarmé, fut obligé de les proscrire à la vue des maladies occasionnées par le desséchement trop lent des eaux répandues sur la surface de la terre. Dès que la submersion du terrain n'eut plus lieu, il n'y eut plus de même d'épidémies (*b*). Un fermier américain avoit coutume de répandre chaque année sur environ trente acres de terres, une espèce de boue marécageuse nouvelle, depuis le mois d'octobre jusqu'au mois d'avril, à dessein d'en augmenter la fertilité. Dans l'été de la troisième année, les habitans qui étoient exposés à l'est et au nordest de cet endroit, furent atteints d'une fièvre très-maligne, & le plus souvent mortelle. Cette fièvre cessa au commencement de l'automne : ce qui prouve que la terre marécageuse en étoit la

______

(*a*) Cours d'agriculture. tom. **IV** , pag. 396, art. étangs, chap. **IV** : pareil cas arrive dans la pensylvanie, au rapport de M. *Rush.* Voy. ses recherches sur les causes de l'augmentation des fièvres bilieuses et intermittentes en pensylvanie , dans le 2 vol. des transact. de la soc. philos. améric. de philadelphie , sect. 11 , art. 4. (en anglais.)

(*b*) Mémoire sur les épidémies du languedoc , par MM. *Barau* et *Turben* , pag. 19.

cause, c'est l'étendue de la maladie qui étoit circonscrite à un mille et demi de l'habitation du fermier dans la direction des vents d'ouest et de sud-ouest (*a*), etc., etc.... Dans ces cas, ainsi qu'on le voit très-clairement, des contrées salubres par la privation des marais, ont été infectées avec plus ou moins de promptitude, aussitôt que l'intérêt et la cupidité y ont introduit un de ces foyers de corruption; des hommes différentiés par la constitution, les habitudes, les facultés, le régime, après s'être exposés à un air palustre, ont été pris d'une fièvre d'accès ou d'une fièvre rémittente qui s'est déclarée plus ou moins de temps après l'exposition à l'air marécageux, mais toujours dans un intervalle assez limité pour suivre les effets du miasme dont ils ont reconnu l'action dès le moment qu'il agissoit sur eux. Il faut donc que les effluves des eaux stagnantes et des lieux palustres ayent réellement déterminé les fièvres qui sont survenues; il faut encore, dans les différens cas où la cause essentielle ne s'est pas montrée aussi à découvert, que ces mêmes émanations ayent produit les fièvres semblables, qui ont régné en tout temps et en tous lieux, sur-tout si on a quelque

─────────

(*a*) Mémoires de la société royale de médecine, etc. t. 1, pag. 107 de l'histoire.

raison de croire que toutes les maladies distin‑
guées par un caractère propre, et *sui generis*,
n'ont qu'une même cause matérielle, quelques di‑
verses que soient d'ailleurs les causes secondai‑
res et accessoires qui les déterminent, les déna‑
turent ou les favorisent [§. 17].

30. L'existence des miasmes marécageux, et
le pouvoir qu'ils ont de répandre les fièvres in‑
termittentes et rémittentes, étant, sans contredit,
actuellement hors de doute [§. 26 à 29], arrê‑
tons-nous un moment dans le cours de nos re‑
cherches, et tâchons de déterminer d'abord jus‑
qu'à quel point peut aller l'influence de ces mias‑
mes dangereux ; en second lieu, quelles sont
les causes qui leur sont ou propices ou contrai‑
res ; troisièmement, quel est le temps dont ces
miasmes ont besoin pour produire une fièvre in‑
termittente ; quatrièmement, quelle est leur ac‑
tion particulière, c'est-à-dire, leur manière de
s'insinuer dans l'économie vivante, et de produire
leurs effets ; enfin, quel est le vrai caractère des
fièvres marécageuses.

31. Les fièvres intermittentes ne respectent
ni les âges ni les pays (a) ; les enfans, les jeunes

(a) Nous disons *ni les pays*, quoique cet aveu paroisse
être une contradiction de ce que nous avons avancé en plu‑
sieurs endroits de ces recherches, parce que cette contra‑

gens, les adultes, les hommes faits, les vieillards ?
les filles, les femmes y sont également sujets ;
tous les tempéramens y sont exposés ; on les a
vues régner par toutes sortes de saisons et d'intempéries. Méconnoîtra-t-on, après cela, la nature
spécifique des miasmes marécageux, et formera-
t-on quelques doutes fondés à leur égard , quand
même tout ce que nous avons allégué [§. 26 à
29.] déjà, ne suffiroit pas pour constater jusqu'où
va leur influence sur l'espèce humaine ? Transpor-
tés par les vents , ils vont dans des pays éloignés (*a*) répandre des maladies inconnues parmi
leurs habitans étonnés ; et leur dispersion n'en
affoiblit pas l'énergie. Par-tout où ils s'arrêtent
en masse suffisante pour produire des effets généraux, ils créent les fièvres d'accès , ils favorisent

---

diction n'est qu'apparente , puisque les miasmes marécageux cèdent aux vents qui les dispersent, etc., etc. Voyez
la suite du §. 31.

(*a*) Les villes de mâcon et de châlons , quoiqu'éloignées
des marais , reçoivent les vapeurs putrides qui sortent des
marais de la bresse-bressante , lorsque les vents soufflent
de ce côté; aussi la fièvre intermittente y est souvent endémique. La ville de blois , quelquefois celle d'orléans , sont
dans le même cas ; si les vents d'est et sud-est règnent en
l'été pendant quelques jours consécutifs , ils apportent avec
eux les miasmes élevés sur les étangs de la misérable sologne. L'abbé *Rozier* , *loc. cit.* p. 396.

les maladies aiguës et chroniques des organes de
la respiration [§. 19 et 20.], ils amènent les fièvres rémittentes; et pour peu que l'intempérie
dominante, l'inclémence de la saison, et des circonstances locales favorisent leur activité naturelle, ils occasionnent une épidémie toujours alar-
mante, si elle n'est pas toujours dangereuse. Mobiles par leur nature élastique et gazeuse, ils cèdent aux ondulations déterminées dans l'atmosphère par le choc de la lumière, et ils s'étendent
dans les lieux circonvoisins, dans les temps calmes et chauds; fixes à raison de leurs principes
moins aqueux, ils gravitent toujours, ils ne sauroient trop s'élever dans les hautes régions de
l'air, et par-là ils n'en sont que plus propres à
nous entourer d'une manière plus ou moins étroite, et à nous attaquer, pour ainsi dire, par tous
les côtés. C'est par ces propriétés constantes et
bien déterminées, qu'on peut concevoir comment les effluves marécageux, entraînés par une
impulsion due à des causes accidentelles ou locales, mais arrêtés à de certaines hauteurs où ils
forment une atmosphère dangereuse, peuvent ne
pas nuire aux habitans d'une plaine basse et marécageuse (a), tandis qu'ils infecteront l'air d'une
ville bâtie sur le sommet d'une montagne, dont

____

(a) Voyez ci-devant la note *a*, page 72.

la base s'élève des bords même d'un marais infect.
Si cette manière d'expliquer le fait dont il vient
d'être question paroissoit trop forcée, et qu'on
nous demandât pourquoi des maladies populaires règnent quelquefois dans plusieurs commu-
nautés pendant une saison entière, sans se mani-
fester dans les lieux voisins et même intermédiai-
res, nous répondrions, dans la pleine confiance
de ne hazarder qu'une conjecture très-plausible,
que cette singularité doit être seulement imputée
à la différence du sol qui éprouve des décompositions respectives, à la nature des végétaux, aux
positions basses et humides et à la privation des
vents (a). Il est très-vraisemblable sans doute que
les exhalaisons que la terre fournit à l'air n'étant
point renouvelées et agitées par les vents, se corrompent et forment des germes morbifiques. Cette
observation a lieu dans les vallons et même dans
les parties déclives des plaines marécageuses, lors-

(a) On a observé, dit M. *Burel*, que dans les années
où la bise est plus rare, il règne en provence des épidémies d'autant plus fâcheuses, qu'elle est remplacée par des
vents plus foibles et plus humides ; ce qui est constaté par
les épidémies de 1771, 1774, 1773, où la bise souffla
peu et où les vents d'est furent très-fréquens. Il n'a jamais paru au contraire moins de maladies que dans les étés
de 1770, 1775, 1777, 1780, où la bise fut forte et plus
soutenue. Journ. de medéç. milit. t. II, p. 113.

qu'il survient un temps calme après des pluies continuées.

32. Quelqu'activité qu'on suppose dans les
miasmes qui émanent des palus, l'observation
apprend que les effets qu'ils produisent sur les êtres
vivans, peuvent être secondés , renforcés ou détruits par plusieurs circonstances. Par exemple ,
on voit dans les pays marécageux que les indigènes sont moins sujets, qu'ils ne paroissent devoir l'être, aux maladies opiniâtres déterminées
par les effluves des eaux stagnantes , tant que l'é-
nergie du levain fébrile n'est pas aidée par certaines causes qui le favorisent davantage. L'habitude est donc une condition peu favorable aux résultats de ce levain , puisqu'elle peut faire résister , jusqu'à un certain point, aux vives atteintes
de ce mortel poison, ceux qui vivent continuellement dans une atmosphère marécageuse ; et c'est
un des grands avantages de l'organisation du corps
humain , de s'accoutumer à toutes les impressions
auxquelles il est long-temps exposé, par là de
devenir capable de résister à celles qui tendent le
plus directement à lui nuire , ou du moins d'en
modérer considérablement les effets. Mais par cela
même que les indigènes ont moins à souffrir de
l'influence habituelle d'un pays insalubre, les étrangers qui viennent résider dans les lieux marécageux manquent rarement de payer le tribut d'ac-

climatement, et quelquefois d'être poursuivis pendant long-temps par le venin destructeur que les
palus fournissent. Cette vérité est généralement
connue. On sait que, tandis que les maladies endémiques respectent l'habitant des lieux palustres,
elles assaillent quelquefois avec plus ou moins de
fureur le nouveau citoyen de ces pays dangereux ;
on sait que dans les cas où les maladies s'étendent
également sur les étrangers et les indigènes, les
fièvres sont, pour ces dernièrs, moins longues,
moins anomales et pour l'ordinaire moins cruelles ; il a même été prouvé dans quelques endroits
des climats chauds, qu'un européen ne pouvoit
pas se hazarder à creuser un tombeau, sans s'exposer à une mort presque certaine, à moins qu'il
n'eût été acclimaté depuis long-temps (a) : tant
l'habitude a d'empire sur l'économie vivante ! Si
quelque chose peut diminuer l'insalubrité des pays
marécageux et refrener la virulence du délétère
qu'ils fournissent, c'est une température peu va-
riable, des saisons assez réglées, la dominance des
vents les plus salubres pour chaque contrée (b) ;

(a) Voy. *Lind*, *loc. citat.* t. I, p. 110-1.

(b) Bastia en corse est mal situé, il est entouré de marais ; mais il est assez sain, parce qu'il y règne des grands
vents qui balayent l'atmosphère. Journ. de medéc. milit.
t. 6, pag. 430.

des travaux modérés et un bon régime. Plus ces circonstances favorables ont lieu, et moins les fièvres règnent et se propagent. A peine voit-on alors dans les pays marécageux les traces des maux qui y sont endémiques, et si l'on excepte quelques malheureux moins privilégiés, on n'observe aucune disproportion dans l'ordre des maladies populaires. Au contraire, une température inégale, des saisons irrégulières, les calmes ou les vents les plus mal sains pour chaque pays, la douceur des hivers (*a*), le vice des habitations, des travaux immodérés et la disette des bons alimens, sont des conditions qui donnent de l'intensité aux émanations palustres. Plus ces causes défavorables agissent, et plus les fièvres se déclarent et se multiplient. Les indigènes ne sont plus respectés; l'endémie croît, les malades augmentent, les réchûtes aggravent et prolongent ce fléau, les fièvres se dénaturent et dégénèrent; on croiroit voir une épidémie avec ses fâcheuses suites : car c'est une chose d'observation que les influences générales qui font changer le caractère des maladies sporadiques et les rendent plus fâcheuses

---

(*a*) *Ingen housz* a fort bien fait observer que les hivers les moins froids sont en général les moins bienfaisans surtout dans les pays bas et marécageux. Expérienc. sur les végét., etc., pag. 140.

F 3

que de coutume, les rendent en même temps beaucoup plus communes, du moins pour l'ordinaire.

33. C'est une vérité bien reconnue que les palus ne répandent en hiver aucune émanation dangereuse [§. 3 à 5.], et que l'insalubrité de ces lieux, commençant avec les chaleurs, se proportionne à leur force et à leur durée : aussi les malheureux riverains, les habitans infortunés des plages humides ne voyent qu'avec inquiétude le retour d'une saison que, par-tout ailleurs, on attend, comme une source d'abondance et de joie. Instruits par les événemens si souvent désastreux, ils savent que c'est la chaleur soutenue qui évapore les marais et met la vase à découvert, qui anime la putréfaction et volatilise les substances qui se corrompent ; ils savent que c'est elle qui forme en partie ces brouillards virulens également contraires à l'espèce humaine et à la végétation, cette rosée perfide toujours nuisible pour tout ce qui la reçoit ; et dévorés par les fièvres opiniâtres dont ils ont commencé d'éprouver les secousses avec les premières ardeurs des rayons du soleil, ils voyent arriver toujours, d'un pas trop lent à leur gré, l'hiver par-tout si redouté dans les campagnes, et qui, malheureusement ne fait que suspendre les maux qui les abyment. Telle est la funeste influence de l'astre formé pour

animer la nature, principalement dans tous les pays marécageux, où le terme moyen de la chaleur de l'été est de 20 degrés du thermomètre de *Reaumur.* Quand, par une suite de son action, les eaux croupissantes se sont putréfiées, que la tourbe mise à nu a subi un mouvement de fermentation qui en dégage les principes malfaisans, l'air est surchargé des effluves dangereux qu'émanent, au préjudice de l'espèce humaine, les fossés, les étangs, et généralement toutes les surfaces marécageuses. Avec quelle vérité, les piquantes allégories des anciens poëtes n'ont-elles pas annoncé ces sources d'infections ? Le serpent python, le double monstre de l'herne (a), ont été des fléaux destructeurs, nés, dans les lieux palustres, de la putréfaction que les chaleurs y font naître, et personnifiés dans des descriptions emblématiques. Ce qui prouve avec quelle énergie le soleil favorise l'élévation des vapeurs pestifères, et sans doute aussi la combinaison variée des particules de matière organisée que la putréfaction a dégagées et séparées, c'est le rapport qui existe entre

---

(a) Les anciens poëtes ayànt reconnu la différence qu'il y avoit entre les effets des marais où il y avoit de l'eau, et ceux des marais où il n'y en avoit point, avoient inventé les termes d'hydre et de chershydre qui exprimoit çes deux états. Voy. *Lancisi*, *loc. citat.* pag. 30 et 75.

l'intensité des maladies et la latitude du climat. Dans les pays tempérés ou froids, toutes choses étant égales et les saisons proportionnées, une fièvre d'accès est une maladie simple, qui parcourt souvent ses périodes avec régularité, et qui se termine sans jamais avoir mis le malade en péril ; une fièvre rémittente forme assez communément une affection bénigne, plus ou moins régulière, qui, dans la série de ses révolutions, parvient à une crise universelle et complette : dans les climats chauds, au contraire, une fièvre d'accès est une maladie communément grave, anomale, qui se masque souvent sous les formes d'une fièvre continue orageuse, et qui expose la vie de celui qui en est atteint, s'il ne le tue pas quelquefois avec une incroyable célérité ; une fièvre rémittente est presque toujours une fièvre maligne, dont les effets tumultueux amènent assez ordinairement des épiphénomènes menaçans et les complications les plus redoutables : de manière que la nature des maladies, leur intensité, leurs effets présentent sans cesse le plus parfait accord avec la chaleur du pays, celle de la saison et l'intempérie pernicieuse que l'évaporation des marais déterminent immédiatement après l'équinoxe du printemps ou le solstice d'été, suivant les années, les climats et les circonstances. Aussi, et c'est une remarque déjà faite par *Zimmerman* (a), comme une preuve de la tendance plus déterminée à la putréfaction, vers le midi, quand les exhalaisons et les vapeurs des marais produisent en allemagne des fièvres tierces, c'est en hongrie des fièvres pétéchiales, en italie des hémitritées ; en egypte et en éthyopie c'est la peste.

34. Il ne suffit pas que la chaleur dégage, des foyers de corruption, les principes délétères qui menacent les êtres vivants ; il faut qu'une cause accessoire dispose les corps à les absorber, et facilite ainsi leurs effets destructeurs. Le froid est cette cause puissamment déterminante, en ce qu'il altère le ressort des solides et le mouvement des liqueurs, en ce que principalement il donne lieu à l'absorption cutanée. Vainement voudroit-on mettre sur le compte de la simple suppression de la transpiration, ce qui est le produit des vapeurs insalubres que les corps ont absorbées. Les observateurs s'en sont convaincus (b) ; le refroidissement de la machine est l'occasion commune

____

(c) De l'expérience en médecine, t. 2, p. 387. Voy. aussi *Lancici*, loc. citat. p. 35, 37, 38.

(b) Voyez le mémoire de M. *Raymond*, sur les épidémies, couronné par la société royale de médecine, et imprimé dans le 4e. volume de ses mémoires, pag. 65 des mém. art. 10.

et presque constante des maladies aiguës; mais elle l'est des épidémies par l'absorption générale qu'il excite, et des intercurrences, en dirigeant l'inhalation vers des organes qu'il affecte particulièrement. Ici, peut-être plus que sur tout autre point, les faits quadrent avec le raisonnement, la théorie est pleinement confirmée par l'événement; et en observant avec patience et sagacité, on voit que les maladies, dans leurs cours vernal et automnal, suivent les lois de l'évaporation terrestre, et celles qui, dans les êtres animés, dirigent l'inhalation et la transpiration : ces deux grandes fonctions de la peau, dont l'énergie, du moins jusqu'à un certain degré, paroît être en raison inverse l'une de l'autre. Si les fièvres règnent principalement dans le temps des équinoxes, et que les épidémies qui dominent alors, donnent leur caractère à la constituion; si le matin et le soir les corps sont plus exposés aux maladies dont les redoublemens viennent communément sur la fin du jour; enfin, si le temps des solstices est le moins propre au développement et à l'invasion des fièvres, c'est par une suite de l'influence générale de la température. Au dégel de l'hiver, la succion des vapeurs ambiantes qui commencent à s'élever, commence et va en croissant jusqu'à l'équinoxe, où elle parvient à son plus haut degré; l'air étant alors de la plus douce température et les

vapeurs les plus denses , elle decroît ensuite à mesure que les châleurs s'accroissent et deviennent in-
commodes , et que les vapeurs se raréfient jusqu'au
solstice, où elle tombe à son *minimum*, la transpiration ayant au contraire augmenté jusqu'alors.
Mais l'inhalation reprend de l'énergie, à proportion que les nuits plus alongées, deviennent plus
fraîches, ou remonte encore à son plus haut point
vers l'équinoxe d'automne , époque à laquelle la
température est devenue très-douce , et les vapeurs
plus denses et plus actives. Elle va de là en décli-
nant à proportion que les froids s'accroissent, et
cesse enfin au temps de la congélation , où les vapeurs, qui restent après celles qui ont été entraî-
nées par les pluies, se sont converties en molécules solides (*a*). Tel est le phénomène constant
que chaque année ramène et que la durée de chaque jour nous présente encore. Dans les saisons
froides, l'air est plus tempéré vers les deux heures après midi ; et dans les saisons chaudes, c'est
le matin et le soir. Par la même raison , c'est
dans ces parties du jour, de ces temps de l'année,
que le corps absorbe plus de vapeurs, et que la
probabilité de prendre la fièvre est la plus forte.
Pringle, Lancisi, Lind et cent autres observateurs
nous ont laissé de cette vérité les preuves les plus

(*a*) Voyez M. *Raymond*, *loc. citat.* p. 66.

incontestables. Ici (*a*), nous voyons que des soldats détachés pour aller au fourage à travers une campagne marécageuse, et obligés de se mettre en marche sur les quatre heures du matin, afin d'être de retour avant la grande châleur du jour , dans le temps que l'air, surchargé de vapeurs épaisses, répandoit une odeur désagréable, sont saisis de la fièvre pour la première fois en revenant de leur destination, et que, pendant la route même, quelques-uns sont frappés subitement par les accidens les plus graves de la maladie. Là (*b*), nous apprenons que des voyageurs ont contracté des maladies mortelles, pour avoir voulu profiter de la fraîcheur des nuits en allant de rome à florence; et mieux encore en partant de naples pour rome; que des chasseurs abymés par la fatigue ont été pris des fièvres pestilentielles, qui les ont dans peu conduits au tombeau, pour s'être livrés au sommeil, au milieu de l'été, couchés à l'ombre sur un terrain palustre,. Par-tout l'air nocturne est taxé de la plus grande insalubrité, et avec d'autant plus de raison, que tandis que le froid est une cause de l'absorption augmentée, il multiplie encore dans l'atmosphère la quantité de vapeurs virulentes. On sait que l'air perdant, la nuit, de cette châleur que les feux du jour lui avoient donnée, il perd aussi la

---

(*a*) *Pringle* , maladies des armées , t. 1 , p. 325.
(*b*) Lancisi , *de noxiis paludum effluviis* , pag. 63.

faculté de contenir les effluves que le soleil avoit
attirés ; ces émanations retombent par leur propre
poids ; elles doublent le vice de l'atmosphère, et
augmentent ainsi le principe de leur insalubrité
[§. 77.].

35. L'humidité rend et plus permanens et plus
intenses les effets du froid et du chaud sur nos
corps ; et sous ce point de vue particulier, les pays
bas et marécageux sont encore mal sains, et très-
favorables aux fièvres et aux maladies putrides.
Si nous parcourons la hollande, la flandre maritime et autrichienne, la hongrie et plusieurs cantons de l'italie en europe, plusieurs provinces
de la caroline et de la virginie en amérique ;
alexandrie et le caire en afrique; si nous lisons
Bartholin sur l'épidémie de copenhague en 1652 ;
Huxam, sur les maladies de plimouth ; *Hoffman*
sur les fièvres qui ont régné en allemagne et en
prusse ; *Heyne* sur les pestes (a) de rome, nous
nous convaincrons par-tout que l'humidité de l'air
dispose aux fièvres intermittentes, et que la chaleur jointe à cette humidité, rend souvent ces fiè-

____

(a) Par le nombre de maladies pestilentielles qui ont
affligé rome, et sur lesquelles M. *Heyne* a fait d'excellen-
tes réflexions dans sa dissertation *de febribus epidemicis
romæ falso in pestium censum relatis*, etc., on peut juger
de l'insalubrité des lieux marécageux, lorsque la chaleur
est jointe avec l'humidité.

vres, putrides et pétéchiales; nous verrons qu'il y a dans la nature de ces maladies une gradation d'intensité relative à l'humidité des lieux (*a*); et si nous pesons les influences d'une longue suite de constitutions épidémiques, nous apprendrons qu'en général l'insalubrité de la saison chaude est en raison du temps pluvieux qui a régné dans les saisons précédentes. Par exemple, lorsqu'après un hyver et un printemps pluvieux, il survient un été sec et chaud, alors la plupart des marais se dessèchent imparfaitement, et l'automne est d'autant plus pernicieuse, qu'il est reconnu que le moment où l'endémie fait le plus sentir ses ravages, est celui où les marais sont à démi desséchés. Mais lorsque l'hyver et le printemps ont été secs, les marais sont presque desséchés, avant que la chaleur ait pu en altérer l'eau, et les plantes marécageuses, au lieu de se putréfier, étant prompte-

---

(*a*) *Pringle* a donné un exemple de cela dans ses observations sur les maladies des armées, t. 1, p. 319. Après avoir parlé de différentes espèces de fièvres dont la nature dangereuse varioit suivant les lieux, on remarqua, ajoute-t-il, que les fièvres de la première espèce dominèrent près des inondations du brabant hollandois; les plus pernicieuses ensuite furent celles de la zélande; celles des lignes devant berg-opzoom vinrent après, et la moins fâcheuse relativement aux autres, fut celle qui parut le plus fréquemment dans les quartiers autour d'eyndoven, etc.

ment brûlées par l'ardeur du soleil, les maladies sont rares ou l'endémie a moins d'activité.

36. Remarquons ici comme un surcroît de preuves apportées pour établir l'influence réciproque de la chaleur, du froid et de l'humidité, et marquer le pouvoir que les différentes intempéries ont sur le développement des fièvres intermittentes, que, pendant une constitution fiévreuse, s'il survient un temps sec, ou si les vents d'est et de nord viennent à souffler, les fièvres d'accès se déterminent promptement : elles sont au contraire fort longues à se former dans les temps humides accompagnés des vents d'ouest et de sud : de sorte qu'elles se passent même quelquefois sans avoir pris de caractère, et se changent dans un autre temps en fièvres malignes par les grandes chaleurs, le régime et les médicamens (*a*). Le froid a donc une vertu marquée pour décider la formation des maladies, tandis que le chaud et l'humidité influent davantage sur leur caractère. Les praticiens s'en sont aperçus ; les fièvres d'accès qui se forment au printemps, sont d'abord simples, mais elles tendent plus ou moins à la continuité suivant les circonstances ; au lieu que les fièvres d'automne, d'abord orageuses et compliquées en apparence, se décom-

______

(*a*) Voy. *Grant*, recherches sur les fièvres, t. 1, p. 81.

posent et prennent du plus au moins un type
plus régulier. C'est à l'action de la chaleur et du
froid que tiennent ces phénomènes. Plus les chaleurs du printemps sont précoces, et plus les fièvres d'accès ont de penchant à dégénérer en continues ; d'autre part, plus le froid se fait sentir de
bonne heure, et plus les maladies informes d'automne , se déterminent en fièvres intermittentes
régulières (*a*). Mais l'humidité apporte quelque
différence, soit dans les résultats de la constitution , soit dans la nature des fièvres qui la caractérisent. Dans les pays marécageux, les chaleurs
excessives et continuelles, même sans pluie, occasionnent la plus grande humidité dans l'atmos-

____

(*a*) Cette observation déjà faite par M. *Grant* , est confirmée par celle de plusieurs autres praticiens. *Pringle* , qui
l'a vérifiée , l'a consignée dans son ouvrage sur les maladies des armées , t. 1 , p. 31 , et M. *Renaudin* , médecin
de strasbourg, qui a vu la même chose , n'a pas manqué
d'en faire la remarque dans son mémoire sur la topographie
de l'alsace , imprimé dans le t. 2 du recueil d'observations de méd. des hôpit. milit. p. 46 : Les contrées basses
et humides, dit-il , dans lesquelles toutes les maladies tiennent du plus au moins au relâchement des solides, les fièvres intermittentes sont plus nombreuses en automne,
quand l'hyver précédent a été humide et tempéré , et au
contraire elles le sont d'autant moins, que l'hyver a été plus
froid et plus sec : les fièvres quartes dominent alors , et on
voit peu de fièvres tierces.

phère (*a*), à cause des exhalaisons qu'elles y élèvent et y entretiennent : au lieu que les *pluies
fréquentes*, durant les chaleurs, rafraîchissent l'air,
repriment l'élévation des vapeurs , délayent et
renouvellent l'eau croupie , et précipitent les émanations putrides et nuisibles. Mais, si des pluies
considérables sont suivies, au commencement
de l'été, par des chaleurs violentes et continuelles, ces eaux, rassemblées dans des terrains bas,
venant à y croupir et à s'y corrompre, fournissent plus de matière aux exhalaisons , rendent la
saison plus mal saine et les maladies plus terribles (*b*). On sait avec qu'elle force les vents de
midi et d'est répandent l'humidité et la chaleur,
comment par des effets analogues à l'air putride
des marais, ils portent le découragement dans l'ame,
ôtent aux solides une partie de leur vigueur, diminuent dans les liqueurs le cours de leur circulation,
et font naître, dans la nature entière, une disposition plus ou moins grande à la putréfaction. De

____

(*a*) On sait que plus l'air est chaud et plus il est humide ; que lorsque le vent du nord souffle , l'air contient
moins d'eau en dissolution que dans le temps ou le nord-
ouest domine; que dans un beau jour d'été , l'air en contient plus que pendant l'hiver ; etc. M. le *Roi* à rendu
raison de ces phénomènes. Mém. de l'acad. roy. des scienc.
ann. 1751 , pag. 493-4.

(*b*) *Pringle* , maladies des armées , tom. 1 , pag. 314

pareils vents, producteurs de l'intempérie austrine,
favorisent tellement l'action des miasmes marécageux sur les corps vivans, qu'on a vu de fiévreux, guéris en apparence, éprouver une rechûte
de fièvre d'accès toutes les fois que le vent d'est
souffloit avec quelque constance. Ce qui démon-
tre que ce vent est très-mal sain et qu'il jouit à
un très-haut degré d'une propriété exhalante,
c'est que, lorsqu'il garde pendant quelques jours
la même station, l'odeur marécageuse est beaucoup plus sensible et les effets de la contagion infiniment plus marqués. *Lind* a vérifié que quand
le vent tourne à l'est, souvent la vase se porte
dans l'atmosphère en vapeurs épaisses, semblables à de la fumée ; et que l'année 1765 ayant été
mémorable par la durée extraordinaire de ce vent
et la chaleur excessive, les maladies intermittentes sévirent avec beaucoup plus de violence, et
plus généralément qu'elles ne l'avoient fait depuis
bien des années (a). Le vent du midi le cède peu
à celui d'est pour renforcer le pouvoir du délétère marécageux, et ceux qui ont cherché à
détruire ce même pouvoir, ont eu recours, pour
expliquer des effets qu'il leur étoit impossible de
nier, à l'action pernicieuse de ce vent du sud et à

____

(a) Malad. des européens, etc. tom. 1, pag. 22 à 25.

l'influence défavorable qu'il exerce sur l'économie vivante.

37. Quand nous avons cherché à déterminer, dans quel temps [§. 3 à 5 , 33] les marais sont insalubres et répandent dans l'air des miasmes dangereux , on a vu que le moment funeste étoit celui où les ardeurs du soleil ayant évaporé l'eau qui recouvroit le fond vaseux , le limon fétide composé de matières terrestres, d'un peu d'eau et d'une grande quantité de substances végétales et animales , est resté en contact avec l'air. Cette observation , dont une suite de faits garantissent la justesse, et qui indique le vrai foyer des émanations putrides des palus , annonce qu'on ne peut dessécher les fonds submergés, curer les fossés , nétoyer une marre ou des égouts, découvrir un terrain en abattant des bois , faucher les prés , sans donner lieu au dégagement des effluves qui vont répandre , dans l'air , les semences contagieuses des fièvres et des maladies , qui vont renforcer l'activité de l'endémie ou lui donner naissance , toutes les fois , comme c'est assez l'ordinaire , que, pour profiter de la sécheresse de la saison , ces sortes de travaux sont entrepris dans les temps les plus chauds de l'année. C'est à l'une de ces causes trop funestes pour l'espèce humaine , que M. *Read*, employé pour faire des recherches sur les

principes éloignés des maladies qui attaquoient
depuis quelque temps la garnison et les habitans
du hâvre-de-grâce , crut devoir attribuer cette
fatale endémie qui menaçoit d'engloutir tous les
citoyens. Il vit que, quelques nombreux que fussent les marais répandus dans les campagnes qui
avoisinent cette place , des circonstances particulières opposées à l'action des miasmes délétères, l'avoient laissé jouir pendant long-temps de
la réputation d'une ville salubre ; mais lorsque
l'écurement précipité du bassin , joint à l'extrac-
tion de la vase argileuse des fossés de la ville
et du marais d'ingouville , eurent saturé l'atmosphère des vapeurs pernicieuses , dès-lors com-
mença cette infection dont les effets furent si généraux et si destructifs pendant une suite d'années ; les fièvres intermittentes ou rémittentes,
l'une des productions naturelles du climat, n'eurent plus la marche franche et régulière des fièvres endémiques des pays purement maritimes ,
sur la production desquelles influent ordinairement la réunion du froid et de l'humidité , et la
suppression de la transpiration ; ces fièvres, par
leurs symptômes et leur dégénération cachectique, eurent plus d'analogie avec celles des pays
marécageux et celles de l'équipage d'un vaisseau
sale et infecté des vapeurs de l'eau corrompue
de la calle , c'est-à-dire , qu'elles devoient plus

particulièrement leur naissance à des miasmes meurtriers qui réunissoient la putridité à l'humidité (*a*). Ainsi, le plus grand nombre d'habitans voisins des marais que l'art ou la nature dessèchent, doivent être affligés par des maladies épidémiques très-cruelles; ainsi, les ouvriers qui sont employés dans ces sortes de travaux, certains artisans (*b*) qui, par état, vivent habituellement dans une atmosphère marécageuse, doivent être plus sujets aux fièvres rémittentes ou intermittentes, d'une nature plus ou moins simple, putride, selon les circonstances.

38. Telles sont [§. 32 à 37], parmi les causes qui favorisent l'action des miasmes marécageux ou qui leur nuisent, celles qui sont étrangères aux corps qui en sont affectés. Parmi les causes qui sont propres à ces corps, et qui émoussent ou relèvent l'activité des vapeurs palustres, qui en détruisent ou en assurent les effets sur la machine, nous compterons les vices de la constitution et les erreurs graves dans le régime. Et d'abord, quant au premier chef de cette division, plus la constitution est profondément altérée par la foiblesse radicale du système, et par des obs-

---

(*a*) Journ. de méd. milit. tom. 1, pag. 39.

(*b*) Les meuniers, les blanchisseurs, les pêcheurs, les cureurs de ports et d'égoûts, les faucheurs, etc.

tructions plus ou moins considérables, et moins elle peut résister à l'action des causes contraires à l'ordre de ses fonctions. On a dit [§. 13, 44] que les émanations dangereuses des marais agissent en diminuant les forces vitales : il faut donc que l'affoiblissement dû, tant à l'influence des sucs dépravés qui croupissent dans les premières voies, qu'à l'action des méthodes naturelles propres à donner lieu à cette débilité, soit une cause très-puissante de l'énergie que les effluves marécageux peuvent développer. En effet, soit que le réfroidissement [§. 34] exerce, outre une action générale sur le corps, une action plus spéciale sur un organe et sur une capacité, suivant ses divers degrès et suivant la disposition de ceux-ci, et qu'en particulier il affecte presque constamment les organes de la digestion, sur-tout l'estomac, par stupeur, par irritation, principalement par catarrhe, ce qui fait que les maladies aiguës sont communément accompagnées de turgescence ou de cacochylie des premières voies, sur-tout de l'estomac (a) ; soit que les miasmes marécageux introduits en partie au dedans de nous au moyen de la déglutition, portent une atteinte considérable à l'exercice des fonctions digestives, il suit, qu'un appareil de putridité dans

---

(a) *Voyez* Raymond, *loc. citat,* pag. 45, art 1.

les premières voies, doit être une des conditions
qui influent le plus sur la production des fièvres
intermittentes et rémittentes, par la double raison que la pourriture influe très-pernicieusement
sur le principe de la sensibilité, et qu'elle offre
une matrice analogue aux miasmes qui viennent
s'y incorporer. Aussi une foule d'auteurs judicieux ont-ils cru qu'il falloit exclusivement placer
dans les premières voies le foyer de ces maladies ;
et M. *Lucadou* a-t-il jugé, que le propre des fièvres d'accès est d'agir défavorablement sur les
organes épigastriques, et d'en augmenter l'atonie
(a), étant tout naturel que les effets du mal se
réfléchissent plus communément vers le lieu où
le levain fébrile a porté les premiers coups en
s'associant à la saburre qui s'observe dans les
commencemens des fièvres intermittentes.

39. De quelque espèce que soient les causes
affoiblissantes, en exerçant leur pouvoir sur les
corps, ils les rendent plus susceptibles des maladies. A ce compte, un régime purement végétal
et trop aqueux [§. 41.], l'usage immodéré des
fruits, l'usage des bains dont *Celse* a démontré le
danger lorsque les maladies marécageuses règnent
avec force, la débauche avec les femmes, les
grandes fatigues, et les purgatifs réitérés, rehaus-

(a) Mémoire sur les maladies de rochefort, p. 25.

sent singulièrement l'énergie des levains putrides,
et livrent à ces levains destructeurs l'accès le plus
facile. *Pringle*, qui a vérifié sur les troupes, qu'il
n'y a point d'habitude à la fatigue qui puisse être
de quelque utilité contre l'influence de l'air hu‑
mide et corrompu des marais, fait observer que
celles dont le tempérament aura été moins affoi‑
bli par les fatigues et le mauvais temps de la cam‑
pagne qui a précédé, seront plus propres à sou‑
tenir les travaux de celle qui suit (*a*) ; conséquem‑
ment que les grandes fatigues, loin d'endurcir
les soldats, les disposent aux maladies (*b*), et que
ceux qui tombent malades dans le camp, sur-tout
avant le déclin de l'été, et qui sont obligés d'être
pendant quelque temps à l'hôpital, ne se trou‑
vent pas en état de servir cette saison : car, étant
affoiblis par la maladie et le traitement, il est
probable qu'ils retomberont aussitôt qu'ils ren‑
treront en campagne (*a*). Le docteur *Grant* a fait
des observations analogues, quoique sur un au‑
tre objet. Suivant ce médecin, un sujet exténué
par une vie chétive, de grandes évacuations,
une maladie, est sûr d'être atteint d'une fièvre
d'accès dans les pays où elle est endémique,

(*a*) Maladies des armées, tom. 1, pag. 116.
(*b*) *Id. ib.* pag. 123.
(*c*) *Loc. citat.* pag. 111.

C'est ainsi, ajoute-t-il, que dans les garnisons de
flandres, où l'on traite la gonorrhée par de fré-
quens purgatifs, cette affection est toujours suivie en peu de temps d'une fièvre d'accès (*a*).
Nous avons nous-mêmes quelquefois remarqué
que des convalescences de maladies qui n'avoient
aucun rapport avec les fièvres intermittentes,
avoient été troublées par des accès de fièvre; et
cette maladie secondaire, bien loin d'être une dégénération de la première, comme la plupart des maladies d'automne nous en fournissent des exemples,
nous paroissoit au contraire une véritable épige-
nèse, c'est-à-dire, une affection essentielle vraiment occasionnée par l'affoiblissement accidentel
que la maladie précédente avoit procuré à celui
qui en avoit été atteint, et par le surcroît d'activité
que cet affoiblissement avoit prêté à l'hétérogène
fébrile.

40, Les obstructions sont, ou l'effet d'une
fièvre opiniâtre [§. 49] qui a fatigué l'individu,
ou le produit du dépérissement progressif de la
constitution; et dans l'un et l'autre cas, elles indiquent une altération profonde dans les forces
de différens systêmes d'organes, et par conséquent que le corps est favorablement disposé

(*a*) Recherches sur les fièvres, tom. 1, pag. 50.

aux atteintes des causes diverses qui tendent à troubler l'ordre général des fonctions. Les miasmes marécageux exerceront donc un empire d'autant plus sûr, qu'ils agiront sur des constitutions dont la vitalité est radicalement énervée, dont les liquides sont apauvris, enfin, dont les solides participent des lésions qui dérangent le cours des liqueurs, et pervertissent l'état des viscères. Mais, et nous avons quelquefois fait cette observation, si les effets de ces miasmes ont plus facilement lieu sur les personnes obstruées, il est reconnu que la fièvre qui en dépend, est souvent utile et avantageuse [§ 47], en ce que les mouvemens organiques suscités par l'action fébrile, peuvent, étant bien dirigés, emporter les obstacles que d'autres causes morbifiques avoient fait naître. Ainsi des levains si souvent destructeurs, après avoir préjudicié tant de fois au bien de l'individu, ont eu quelquefois un heureux résultat, et ont tourné de cette manière au profit de l'économie animale.

41. Pour ce qui concerne le pouvoir d'un mauvais régime considéré comme une cause accessoire très-propice à l'influence du délétère marécageux, il est incontestable et également avoué de tous les médecins, quelque discordante que puisse être d'ailleurs l'opinion particulière sur la véritable cause des maladies qui règnent

endémiquement dans les lieux palustres. En effet,
soit que les alimens solides (*a*), péchant par un

(*a*) Plus les miasmes marécageux influent défavorablement sur l'espèce humaine , plus ils paroissent propices
aux végétaux. On sait que les marais pontins , ces lieux
si diffamés de l'italie, repandent autour d'eux la maladie et
la mort , tandis que la beauté de la végétation semble at-
tester la salubrité de ces contrées. Il y a deux raisons de
ce phénomène ; la première est que les sols limoneux et
humides fournissent aux racines des végétaux une nourriture plus abondante ; la seconde est que les végétaux tirant
un avantage décidé de la propriété qu'ils possèdent de trans-
muer l'ait impur et non respirable en gaz oxigène , ils gagnent beaucoup plus lorsqu'ils croissent dans une atmosphère habituellement surchargée de gaz hydrogène et
d'autres émanations aériformes plus ou moins dangereuses
à l'économie animale. Faut-il croire pour cela que les végétaux qui servent d'alimens , soient plus salubres et plus
riches en substance alibile ? C'est tout le contraire. Abreuvés par une humidité surabondante , et peut-être énervés
quant au fond par la grande œuvre de *l'aërification*, ils
croissent , mais la matière de la nutrition s'y trouve dé-
layée et mal élaborée. Parvenus dans l'estomac , les forces
de la digestion n'y trouvent qu'un parenchyme , et n'en
extraisent que des sucs iners , qui, bien loin de porter un
principe de réparation et de vigueur dans les organes, n'y
introduisent qu'un chyle grossier ou vappide peu propre à
fortifier les viscères, et à croiser d'une manière utile les
pernicieux effets des vices du climat. Voyez dans le journal
de médecine militaire, t. V , p. 293 , ce que M. *Virard* a
dit touchant l'influence de l'air marécageux sur les plan-

défaut de maturité , et ne fournissant alors qu'un mucilage grossier , des parties terrestres peu atténuées, des acides peu subtilisés , un ensemble de principes confus et mal combinés , fassent naître l'épaississement de nos liqueurs ; plus de lenteur dans leurs mouvemens , une diminution des secrétions principalement de la transpiration ; ou qu'étant viciés , tant par un commencement de fermentation, lorsqu'on les renferme et qu'on les conserve trop humides , que par quelques-unes de ces maladies propres aux grains qui les altèrent, détruisent leur partie mucide, dégagent trop leurs sels et produisent une acreté qui se communique à nos humeurs , ils rompent les liens qui unit leurs parties , et les prédisposent à la putridité : soit que les alimens liquides , s'il s'agit de boissons spiritueuses , péchant , tant par un défaut de maturité des sucs qui les produisent, que par une fermentation insuffisante pour atténuer , distribuer et mélanger intimement leurs principes , portent dans nos fluides les germes d'une dépravation successive ; ou , s'il s'agit

---

tes potagères, et les observations intéressantes qu'a fait sur le même objet M. *Daignan* dans sa topographie médicale de calais et du calaisis , insérée dans le second volume du recueil d'observ, de méd. des hôpitaux militaires , pag. 98 et 103. .

de boissons aqueuses (*a*) , qu'étant viciées par des matières extractives et autres substances étrangères qui leur impriment des qualités nuisibles , ils apportent dans les voies de la chylification , les causes qui pervertissent l'ordre des fonctions digestives : tous ces alimens , disons-

---

(*a*) Rarement les eaux sont salubres dans les lieux marécageux , parce que les substances salines qu'elles tiennent en dissolution , et qui, pour l'ordinaire, sont le muriate magnésien , le sulfate de magnésie , le muriate de soude et la carbonate de magnésie , y sont en trop grande quantité : ces substances, principalement les sels terreux, rendent ces eaux crues et leur communiquent un goût désagréable. De pareilles eaux fatiguent l'estomac, le surchargent , pénètrent mal les alimens , n'aident point à la digestion et disposent par là les premières voies à être le principal foyer d'une foule de maladies. Bien plus les eaux marécageuses contiennent une matière extractive qui est le principe de la fermentation putride dont elle est un produit, et saturées , pour ainsi dire, de gaz hydrogène, elles doivent nuire à plus d'un titre. Aussi regardons-nous l'influence des eaux sur la santé et sur la maladie, comme très-considérable. Le mauvais air et les mauvaises eaux causent presque toutes les épizooties. Voyez dans les mém. de la soc. roy. de méd. t. 1 , p. 245 , des mém. le mémoire de M. *Mauduyt*, sur la corruption des eaux infectées par les insectes, etc. ; dans le t. 11 , p. 274 , de l'hist. les observations de M. *Thouvenel*, sur les eaux potables et sur-tout depuis la page 277 , jusqu'à la moitié de la page 279.

nous, ainsi dénaturés, altérés, corrompus même, ne peuvent que contribuer fortement à la production des fièvres, disposer les corps à subir les différentes révolutions que les miasmes déterminent, et établir ces dispositions particulières, qui, par une malheureuse prérogative, sont les dispositions communes à toutes les maladies.

42. Les miasmes marécageux, agissant sur l'économie animale, produisent-ils leurs effets dans une espace de temps limitée [§. 30]? Cette question est très-difficile à résoudre, et nous manquons de faits pour en donner la solution : d'ailleurs, tant de circonstances modifient l'énergie du levain fébrile, qu'on auroit tort peut-être d'espérer de la trouver d'une manière plus ou moins déterminée. Cependant, en appréciant les cas connus, il semble qu'on peut avancer que les miasmes excitent d'autant plus vîte une fièvre intermittente ou rémittente, que les palus dont ils sortent répandent une odeur plus infecte, plus animale, et que la fraîcheur du soir contraste plus fortement avec la chaleur du jour. Dans ces occasions défavorables, s'exposer à l'air palustre et ressentir les préludes de la maladie qui se déclare deux ou trois jours après, n'est souvent qu'une même chose. Mais, pour l'ordinaire, les résultats des miasmes marécageux ne sont pas aussi précipités. Nous sommes néanmoins portés

à croire, d'après une suite d'observations qui nous sont propres, que, dans les corps affectés du délétère, la fièvre prend dans les quinze premiers jours, et principalement vers le cinquième ou le septième jour chez les uns, et vers le douzième ou le quatorzième chez les autres (a) : imitant ainsi l'ordre des rechûtes des fièvres intermittentes, c'est-à-dire, qu'à ce compte le levain fébrile, en agissant sur les corps qu'il infecte, n'opéreroit qu'à la fin du premier ou du second septennaire, suivant son degré de virulence, et peut-être selon la voie par laquelle il s'introduit à l'intérieur.

43. La peau, l'œsophage et le poumon sont les trois endroits par lesquels les miasmes pénètrent et s'insinuent dans les corps. Les fonctions absorbantes de la peau sont connues. On sait que sur cette enveloppe générale s'ouvre une infinité de vaisseaux lymphatiques, dont le propre est de pomper plus ou moins fortement les diverses substances qui sont en contact avec leurs orifices,

---

(a) M. *Lind* qui a cherché à déterminer cette question, avance que quoiqu'il n'ait vu rien de bien positif sur cet objet, il a cependant observé que les uns ont été pris sur le champ, d'autres au bout de deux ou trois jours, le plus grand nombre après les cinq ou six premiers jours, enfin quelques-uns vers le dixième ou le douzième jour. *Des mal. des europ. dans les climats chauds*, tom. 1, pag. 248.

Peut-être y a-t-il dans le corps humain un sys³
tème particulier de vaisseaux formés pour absorber l'air , pour le travailler et contribuer de cette
sorte à son admirable mécanisme. Si ce dernier
ordre de vaisseaux n'existe point, il est toujours
certain que c'est à la faveur des nombreux lymphatiques dont la peau se trouve pourvue, que
sont introduits dans la machine les miasmes insalubres de l'air. Ces divers genres de particules délétères , dit M. *Raymond* (a), ne donnent communément des signes d'existence, par une révolution sensible dans les fonctions, que quelques
jours après leur insinuation dans le corps : elles
causent alors une irritation dans les nerfs de la
peau qui se transmet à l'estomac, centre du sentiment intime et vital , et de la faculté irritable.
Ce viscère, mis en jeu par cette fâcheuse sensation, appelle le secours du diaphragme , des intestins et des muscles abdominaux , pour se
dégager d'abord , par le vomissement, des matières déjà infectées, ou dont la digestion parta-
géroit l'activité de la nature ; et pour exciter ensuite, par le moyen des plexus nerveux qui l'en-
veloppent ou qui l'avoisinent, les autres organes,
sur-tout le cœur, à agir de concert contre l'agent

____

(a) Mém. de la société royale de médec. tom. IV. pag. 67.
des mém.

morbifique : de là les frissons, les horreurs, les
trémoussemens, le mal de tête, les convulsions,
la fièvre : de là, enfin, les redoublemens de cette
action organique, pour entraîner, par les excrétions, spécialement par les sueurs et par les selles,
des portions de cet agent domptées. La peau est
donc une voie très-facile pour l'insinuation des
corpuscules virulens qui s'élèvent des palus; et
plusieurs phénomènes nous démontrent qu'elle
est le plus généralement propre à cet effet. Mais
ces corpuscules, dont la salive doit s'imprégner
aisément, ne peuvent-ils pas encore entrer au
moyen de la déglutition ? Parvenus dans les poumons, dont les bronches forment une espèce de
surface extérieure si multipliée, ne peuvent-ils pas
être attirés par les absorbans dont ce viscère est
muni, parce qu'ils s'ouvrent dans les cavités et
sur les différentes surfaces du corps humain ? Oui
sans doute. Insinués par ces voies, ces miasmes
portent au milieu de nos organes, le germe des
maladies qu'ils produisent par une propriété spécifique, et affectant l'individu d'une manière relative, ils occasionnent des symptômes proportion-
nés à la nature des parties qui, les premières, en
ont ressenti plus spécialement les atteintes. En
effet, si nous demandons à ceux qui ayant été
exposés à l'action des miasmes marécageux, sont
ensuite affligés de la fièvre qu'ils excitent, quels

H

sont les premiers troubles qu'ils ont pu distinguer dans leur économie, ils nous répondront que leur estomac a été un peu soulevé, comme gonfle ou serré, que leur appétit a diminué, qu'ils ont eu à la bouche un goût fade et nauséabond, que leur tête s'est appesantie, qu'ils sont devenus lourds, insoucians, même taciturnes ; dans d'autres cas, sur-tout chez ceux dont les accidens morbifiques ont marché rapidement, nous saurons que le vomissement s'est déclaré, que le cours de ventre est survenu, que leur bouche s'est trouvée salé et amère, enfin, qu'ils se sont plaints de ne pouvoir se débarrasser d'une odeur infecte et fétide. N'est-ce pas là un indice de l'impression primitive que le levain fébrile a fait sur les premières voies en s'introduisant directement par le nez, la bouche et l'œsophage, comme le pensoit *Lancisi* (a), autant peut-être que par la peau et les organes de la respiration ? *Lind* a prouvé que les miasmes contagieux s'incorporent avec la salive, et sont portés avec elle dans le foyer de la digestion. Ainsi le délétère marécageux dont la salive se trouve imprégnée, arrive, à l'aide de la déglutition, dans les premières voies où, s'assimilant avec les humeurs qui doivent seconder son développement,

---

(a) *De noxiis paludum effluviis*, pag. 41.

il réfléchit son action de ce centre particulier sur les différentes parties du système.

44. Quoi qu'il en soit de la manière dont les miasmes marécageux parviennent jusqu'à l'intérieur, il n'est point problématique qu'ils n'exercent une action générale sur le système des forces organiques, et qu'ils ne produisent en particulier un effet, pour ainsi dire, local sur les premières voies. Telle est l'influence du principe vital sur les mouvemens harmoniques de notre machine, que la santé ne se soutient et que les maladies ne se développent qu'en raison des impressions qui se font en sens contraires sur cet être, dont il nous est impossible de définir la nature, mais dont nous ne pouvons méconnoître l'existence et le pouvoir dans cet ensemble de combinaisons qui règlent et fixent le sort de l'économie vivante. Les levains putrides sont essentiellement opposés à ce principe ; ils exercent donc un pouvoir sédatif sur les forces vitales, et dès lors la cause matérielle agit sur les corps avec une énergie relative à sa masse et à l'intensité que lui donnent les circonstances. Cette assertion sur laquelle nous sommes revenus quelquefois a été suffisamment prouvée par une infinité de détails dans lesquels nous sommes entrés ; elle est d'ailleurs trop avérée, trop bien appuyée sur les connoissances modernes de la physio-

logie , pour avoir besoin d'être démontrée ici
ultérieurement. A la vérité le délétère palustre introduit et retenu dans la masse des humeurs ,
peut agir comme un levain et la corrompre jusqu'à un certain point ; mais nous atribuerions trop
de pouvoir à l'action mécanique de cette cause,
si nous ne prenions en considération que leur
influence peut-être limitée ou modifiée, et même
quelquefois renforcée par le principe vital (a).
De manière que dans le sens le plus général, on
peut avancer que les miasmes marécageux exercent généralement une action directe sur le principe de la sensibilité. Quant à l'effet particulier
qu'il produisent sur les premières voies, c'est une
opinion que les anciens avoient déjà adoptée, et
que les modernes ont présentée sous le point de
vue le plus avantageux. Nous avons eu occasion de le faire observer [§. 16. 17.]. En outre
si les fièvres intermittentes n'avoient pas leur
siège par tout ailleurs que hors les voies de la
circulation, qu'est-ce qui distingueroit les fièvres

(a) Il semble problématique que le principe vital qui
exerce un pouvoir anti-septique sur le corps vivant, puisse,
dans quelques circonstances, favoriser le degré de fermentation putride dans l'économie animale. Cependant plusieurs faits indiquent la vérité de cette assertion. Voy. M.
de la *Roche*, analyse des fonctions du système nerveux, tom.
1 , pag. 9 à 27.

continues de celles qui sont périodiques ? L'explication des épiphénomènes dont sont accompagnées les maladies qui résultent des effluves marécageux, ne peut point embarrasser dans cette
hypothèse , puisqu'il est si aisé de les dériver,
comme l'a fait M. *Scarpa* (a), de l'irritation que la
cause matérielle fait sur les nerfs du bas ventre.

M. *Lind* pensoit comme nous sur la double
action de l'air marécageux sur nos corps. » Con-
sidérons, dit-il, ce que le mauvais air produit
dans les pays chauds pendant la saison pluvieu-
se, sur les personnes bien portantes. Une chose
digne de remarque , c'est que les organes de la
respiration, les poumons et le gosier, parties à
travers desquelles il s'insinue, sont ordinairement
celles qui souffrent le moins, quoique dans un
contact immédiat et habituel. Son action se porte
principalement sur le cerveau et l'estomac, autrement dit , sur le système nerveux et les organes de
la digestion alimentaire ».

» Souvent la phrénésie ou le délire sont l'effet
immédiat du mauvais air , et celui qu'il produit
le premier. Les jeunes-gens , sur-tout , peuvent
en avoir la tête fort dérangée. Beaucoup de ceux
qu'il affecte paroissent comme hébêtés , ou dé-
lirent sourdement par intervalles. Les étrangers

***

(a) *Anatomicarum annotationum* , lib. 1 , pag. 109.

qui n'y sont point accoutumés, quoique jouis-
sant d'une bonne santé en apparence, se sentent
oppressés, tombent dans l'accablement, deviennent lourds, enclins à la paresse, ont une pente
irrésistible au repos et au sommeil, et fréquemment se plaignent de céphalalgie. Leurs facultés
intellectuelles, et particuliérement leur mémoire,
s'affoiblissent sensiblement. Toute espèce d'étude,
ou même une attention trop soutenue sur un
objet quelconque, et les plaisirs vénériens peuvent faire beaucoup de mal dans l'air impur, et
très-communément entraînent de fâcheuses suites. Ici, l'action du moral sur le physique est bien
plus prompte et bien plus forte que dans un meilleur air et un plus frais. Les passions de l'ame
portées à l'excès y donnent souvent la fièvre à
l'instant même; il est possible qu'un violent accès
de colère ou un chagrin cuisant soient suivis sur
le champ de jaunisse ou de fièvre jaune. Dans un
nombre infini de circonstances, on a été témoin
que la vue seule d'un cadavre ou de tout autre
objet propre à inspirer de l'horreur, le seul récit
même d'une histoire tragique portant la crainte
dans l'esprit, avoient suffi pour faire naître le
délire chez des personnes qui s'étoient bien portées auparavant, et pouvoient susciter des évacuations violentes, tant par le vomissement que

par les selles, d'où résultoit la mort en vingt-quatre heures ».

» L'influence du mauvais air sur l'estomac et les intestins, est également puissante. Ordinairement il occasionne le dégoût, les indigestions, une aversion pour beaucoup d'alimens, et provoque des selles fréquentes et bilieuses, qui fermentent comme de la levure de bière. Ceux qui paroissent d'ailleurs en bon état, jaunissent. Les excès dans le manger ou dans le boire, sont beaucoup plus nuisibles dans cet air que dans celui qui seroit plus pur. Une trop grande quantité de fruits ou d'alimens pesans, mais sur-tout le mélange de la viande, du poisson et du fruit pris à un seul repas, produit souvent une dyssénterie dangereuse, ou un choléra-morbus très-fâcheux. L'ivrognerie, ou toute autre espèce d'intempérance, suffisent également pour allumer une fièvre qui termine la vie en moins de quarante-huit heures ».

45. Sans doute la férocité des fièvres marécageuses dépend dans ces circonstances et dans plusieurs autres de l'activité du levain palustre, qui, par sa qualité très-délétère, agit, à l'instar d'un poison subtil, sur l'ensemble du système organisé. Mais dans nos climats tempérés, de pareils effets très-rares sont remplacés par la longueur des fièvres, par la fréquence des rechûtes, et trop

souvent par la transformation de ces maladies
en d'autres chroniques non moins fâcheuses
qu'interminables. La raison de ces phénomènes
est sensible, et lorsqu'on l'a saisie, on a déjà découvert quel est le vrai caractère des fièvres qui
règnent endémiquement dans les endroits marécageux. Si, dans ces lieux palustres, l'air agit
aussi défavorablement sur les liqueurs qu'il le fait
sur les solides [§. 12 à 16]; si le mouvement de
la substance animale vers la putréfaction est plus
fort, plus marqué [§. 33.]; si les corps soumis
à l'influence de ces deux causes portent une disposition évidente à la cachexie, soit simple, [§. 14.
47.], soit scorbutique [§ 14. 51.], etc., etc., le
miasme marécageux, en frappant des individus ainsi
disposés, et déterminant des fièvres aiguës, doit
donc faire ressortir la diathèse propre aux pays
marécageux ; diathèse caractéristique qui tient également de la cachexie et du scorbut qui, impri-
mant à tout le système un certain degré d'atonie
et de relâchement, prépare la plupart des maux
que les fièvres créent ordinairement, et qui, laissant après elle un désordre sensible ou du moins
une langueur commune à toutes les excrétions,
multiplie à chaqu'instant les altérations auxquel-
le elle a donné successivement naissance ou prêté
un utile secours. Ainsi les fièvres attachées aux
pays marécageux, et dépendantes des effluves

que ces lieux fournissent , ont pour caractère
univoque et généralement identique , cette dépravation qui tourne au scorbut. Qu'on se souvienne
que les fièvres vraiment malignes ont été considérées par des médecins très-judicieux comme un
scorbut aigu ; que les fièvres putrides générales ,
qui viennent presque se confondre dans cette
classe , sont fréquentes dans les contrées palustres ;
et que si les fièvres intermittentes paroissent s'en
éloigner sous tant de rapports , c'est que l'influence
de la cause qui les détermine est et plus bornée ,
et moins active , et sans doute moins universelle ; c'est que les corps qui en sont affectés ont
leurs liqueurs moins dans un état de dissolution
constitutive du scorbut avancé , que dans celui
de la dégénération muqueuse qui le prépare ou
le commence ; c'est enfin que le miasme marécageux combiné de manière à propager l'endémie
des fièvres d'accès , est plutôt propre à créer ce
dernier genre d'altération dans les liqueurs , que
celui qui caractérise pleinement la dépravation
scorbutique,

46. Nous venons d'indiquer [§. 42 à 45.] quelles sont les productions morbifiques qui , dans
les lieux palustres , dépendent de l'influence particulière du climat, et en donnant à cette partie
de nos recherches l'extension que ce travail pouvoit comporter , nous croyons avoir démontré

que les causes générales ne produisent point les
maladies propres à ces pays, et qu'on est forcé
de reconnoître une cause locale et particulière,
c'est-à-dire, l'action des émanations virulentes
que les marais fournissent dans tous les lieux, et
dont les produits, depuis la fièvre intermittente
la moins putride, jusqu'à la fièvre pestilentielle la
plus développée, pourroient établir une gradation non interrompue de causalité et d'affections
correspondantes, en passant en revue et comparant ensemble les climats, les années, les saisons.
Notre tâche pourroit être remplie pour ce qui
concerne le premier point du problème, si, jaloux
de porter nos détails à ce degré de perfection dont
nos foibles lens nous rendent susceptibles, après
avoir indiqué, 1°. quelles sont les maladies des
pays marécageux dues à l'influence générale du
climat [§. 13 à 20.], 2°. quelles sont les maladies de ces mêmes lieux que l'influence particulière
du climat occasionne [§. 21 à 29.], nous ne
voulions indiquer encore en peu de mots quelles
sont les affections qui, quoique dérivées des maladies que les miasmes marécageux font naître directement, n'en doivent pas moins être compri-
ses dans la liste des maux qui résultent des émanations des palus et des eaux stagnantes, puisque
ces maux formant des affections consécutives, ils
ne sont aussi communs que parce que les fièvres

intermittentes ou les vices particuliers du climat leur donnent immédiatement naissance.

Les affections consécutives dont nous voulons parler, se réduisent à l'habitude cachectique , à l'éphidrose , ou du moins à une certaine disposition aux sueurs, aux obstructions du foie , de la rate et du mésentère , enfin à l'hydropisie et à la dissolution putride des liqueurs. Reprenons.

47. Dans les pays bas et marécageux, principalement dans ceux qui sont sujets aux inondations , dans ceux qui sont coupés par une multitude de canaux ou arrosés par de grandes rivières , l'humidité qui surabonde constamment dans l'atmosphère , introduit chez les habitans une disposition générale à la cachexie [§. 12 , 14.]. Cette proposition est appuyée sur un grand nombre de faits , et nous ne nous y arrêterons point. Si un exercice presque continuel , si des travaux variés , si un genre de vie pénible et dur , ne tendoient sans cesse à détruire les effets de cette disposition, sans aucun surcroît de causes , l'action des solides et la crase des liqueurs se dépraveroient peu à peu , au point de constituer enfin la cachexie la plus parfaite. Que dans des corps ainsi disposés , les miasmes marécageux fassent naître une fièvre d'accès ou une fièvre rémittente; d'abord la constitution paroît y gagner ; les mouvemens plus accélérés des fibres , animent la cir-

culation, les liqueurs qui obéissoient avec peine à la force systaltique des vaisseaux, se meuvent et sont atténuées ; les sucs surabondans se consument, tout s'améliore et se perfectionne au milieu du tumulte, qui semble menacer l'individu de sa ruine. Mais il est un terme au de-là duquel l'action fébrile devient dangereuse ; en se prolongeant, elle augmente l'atonie des solides et précipite la décomposition des liqueurs ; comme la fièvre forme, dans la succession de ses retours, une certaine quantité de sucs excrémentiels, et que la foiblesse des excrétoires s'accroît en raison du nombre des accès, il faut nécessairement que chaque paroxisme renforce la probabilité d'une dégénération ultérieure, et que la certitude d'une cachexie plus ou moins complette, soit le dernier terme d'une maladie dont les progrès et la durée ont une trop funeste extension. Ainsi les fièvres, soit intermittentes, soit rémittentes, entraînent après elles cet affoiblissement dangereux du système des forces motrices, qui, compliqué d'un vice d'élaboration des humeurs et de la lésion plus ou moins avancée des fonctions d'un ou de plusieurs organes, caractérise la cachexie. Malheureusement, cet état qui influe ensuite sur la nature de la maladie à laquelle il doit son origine, n'est que l'intermédiaire entre des affections beaucoup plus graves encore ; et par l'effet d'une suite de dégénérations morbifiques, le corps aboutit au terme de sa destruction, si de puissans secours ne la préviennent et ne l'éloignent. Avant d'arriver là , et sans que les conséquences des fièvres, d'accès soient aussi fâcheuses, il est avéré que la majeure partie des convalescens a encore à lutter contre des engorgemens séreux des extrémités, contre la langueur des excrétions , enfin contre la disposition cachectique, qui reste empreinte, après la guérison, en caractère trop bien prononcés pour être méconnue; du moins, c'est l'ordinaire quand l'insalubrité du pays est remarquable, et que les fièvres viennent à s'invétérer.

48. Soit que cette habitude cachectique dont il vient d'être question [§. 47.], y donne réellement lieu, soit que la cachexie scorbutique dont nous devons parler plus bas [§. 51.], l'occasionne véritablement , l'éphidrose et la disposition aux sueurs , parmi le trouble général des excrétions , se fait souvent remarquer à la suite des fièvres intermittentes , comme pour constater le mauvais état des liqueurs , l'affoiblissement de tout le système, et peut-être un reste de levain putride qui agit sur le sang, qui le décompose, et poursuit ainsi, sous une autre forme , les corps qui en ont été frappés. Car ici, comme dans le cours des fièvres , soit continues, soit

intermittentes , une sueur considérable doit mâ-
nifester une grande foiblesse dans les solides , et
une crudité dans les fluides , ou un manque de
combinaison dans leurs principes. L'éphidrose
passive, celle que nous avons ici en vue et que
nous distinguons de l'éphidrose active , parce
que celle-ci tient à l'énergie des forces vitales, et conséquemment peut avoir son utilité ,
est toujours plus ou moins dangereuse , puisque
par les effets que nous lui avons vu produire,
nous devons la ranger parmi l'une des épigenèses
les moins favorables des fièvres. Il est des cas
sans doute , ou ce phénomène dépend du mauvais état des premières voies , ou doit être attribué à la trop grande quantité d'alimens que prennent les convalescens ; mais comme il est décidé
que les fièvres intermittentes portent une atteinte
remarquable aux fonctions digestives [§. 38.] ,
et qu'avec une pareille disposition les organes
épigastriques doivent être habituellement surchargés, il suit que , considérée sous un point de
vue secondaire, l'éphidrose dérive réellement des
miasmes marécageux , puisque ceux-ci sont la
cause matérielle des fièvres d'accès. On sait qu'il
y a une espèce très-dangereuse de fièvre intermittente ou rémittente, dont une sueur excessive
constitue le symptôme dominant : vraie fièvre
colliquative dont la marche aiguë menace promp-

tement les malades de la dernière catastrophe,
et dont l'éphidrose chronique est le diminutif
dans ses résultats et dans sa nature. Ainsi, sous
des aspects très-différens, les fonctions de la peau
s'exécutent très-irrégulièrement dans les pays bas,
humides et marécageux. N'est-ce pas, du moins
en partie, parce que le cours régulier de la transpiration est susceptible d'une altération très-pro-
fonde à la suite des fièvres intermittentes, que les
rechûtes de ces maladies ont lieu si facilement
dans quelques cas ? La matière perspirable étant
arrêtée, refoulée, l'équilibre est rompu, et sans
doute il suffit quelquefois que l'antagonisme,
par lequel les différens systèmes d'organes se con-
trebalancent, soit perdu, pour que le principe
vital affecté, n'aguères, et radicalement par l'impression du miasme fébrile, recommence cette
chaîne de mouvemens morbifiques constitutifs
des accès, sans le surcroît du délétère, et sans
autre raison décisive qu'une habitude vicieusement contractée.

49. En nous contestant la valeur de ces assertions, quel est le praticien qui pourroit retrancher de la liste des maux qui procèdent des affections propres aux pays marécageux, les obstructions des différens viscères du bas-ventre ?
Les sentimens sont unanimes sur cet objet. On
convient généralement, quelle que soit l'opinion

qu'on adopte sur la véritable cause matérielle des fièvres intermittentes, que ces maladies entraînent après elles, et très-familièrement, des engorgemens dans le foie, dans la rate, dans le pancréas et dans le mésentère. A la vérité, c'est moins à ces fièvres, comme fièvres d'accès, que quelques-uns imputent ces fâcheux événemens, qu'à la mauvaise application, et sur-tout à l'abus des fébrifuges. Mais ce sentiment, qui est vrai à certains égards, est en général d'autant plus mal fondé, que ceux qui sont les plus sujets aux obstructions des viscères à la suite des fièvres intermittentes, sont les enfans, chez lesquels la fièvre résiste pendant long-temps faute de soins, et de se prêter à l'administration des remèdes convenables. Si nous devions prouver que les fièvres elles-mêmes sont les principales causes des obstructions qui marchent à leur suite, nous montrerions quelle est leur influence sur les premières vojes [§. 38, 48.], et combien grande est la disposition naturelle des viscères abdominaux aux congestions humorales et aux obstructions; nous dirions que, puisque l'atonie des parties précordiales est un effet très-commun des fièvres intermittentes, puisque, dans l'état ordinaire, les viscères du bas-ventre éprouvent plus que ceux des autres parties des pressions irrégulières, dépendantes des variations continuelles dans l'état de

tension

tension de l'estomac et des intestins ; indépendamment de la lenteur respective de la circulation
et de la nature même des humeurs qui se sépa-
rent dans la plupart de ces organes : il faut qu'en
vertu de cette aptitude particulière, les fièvres
jettent plus ou moins fréquemment dans les obstructions, parce qu'elles troublent aisément les
fonctions des parties qui en sont le siége, parce
qu'outre qu'elles débilitent toute la constitution,
elles affoiblissent, d'une manière spéciale, le foyer
de la digestion, parce qu'enfin elles dépravent
évidemment les liqueurs, et créent des humeurs
excrémentielles, qui, se portant sur les lieux relativement plus foibles, aident à former les embarras que d'autres circonstances ont déjà rendu
faciles. Les obstructions sont donc, dans plusieurs
cas, un effet très-naturel des fièvres intermittentes ; et si ce principe est évident, il en résulté
que ce n'est point en traitant les accès, au moyen
du spécifique, qu'on leur donne naissance, et
qu'une fois formées, elles ne contrindiquent pás
toujours l'administration des fébrifuges.

50. Autant les obstructions des viscères du bas-
ventre sont liées avec les fièvres d'accès [§. 49.],
autant les diverses sortes d'hydropisie ont une
étroite connexion avec les embarras des parties
mentionnées. Déjà, par une suite des fièvres longues et rebelles, le corps est disposé, ou tombe

dans la cachexie [§. 47.], que doit-il en provenir, lorsque les obstructions étant formées, le jeu du système absorbant languit de plus en plus ? Les liquides croupissans cessent d'être résorbés, les lymphatiques distendus se rompent, les fluides se dégorgent constamment dans une cavité, et l'hydropisie qui survient est d'autant plus funeste, qu'elle n'est que le complément d'une suite de lesions, contre lesquelles l'art n'a souvent que des remèdes impuissans. Et comment réparer les maux qui, dans les hydropisies symptomatiques, se multiplient de toutes parts, lorsque la machine est prête à succomber sous les effets d'une cause destructrice qui agit depuis long-temps, et qu'ont envenimé quelquefois, pour comble de maux, les secours imprudens que dispense une routine aveugle ? Nous devons le faire observer ici, comme dans les cas dont nous parlions tout à l'heure [§. 49.], le mal est souvent l'effet immédiat des miasmes marécageux, c'est-à-dire, que l'hydropisie soit générale, soit particulière, n'est produite que par l'influence du levain fébrile qui agit trop pernicieusement sur les solides et sur les liqueurs, dans des sujets vicieusement disposés. Les pauvres, dont le régime est mal-sain, les enfans, dont la constitution est affoiblie, ne sont-ils pas plus exposés à la cachexie et aux maux qui en sont la suite ? Les fièvres intermittentes, dont le propre est presque toujours d'énerver l'action du système [§. 47 , 48.], ne sont donc, pour de semblables sujets, que des maladies graves, plus ou moins dangereuses, et dont il faut arrêter promptement les progrès pour éviter les épigénèses qu'elles occasionnent. Nous remarquerons dans un autre lieu [§. 124 et 5.], que c'est en donnant largement le quinquina dans ces circonstances, qu'on peut obvier à de pareilles dégénérations, et prévenir des phénomènes, qu'on n'est que trop porté d'attribuer à l'usage de cette substance.

51. Si, dans le voisinage des lieux bas et marécageux, on trouve assez fréquemment des visages pâles et bouffis, des hydropisies, des anasarques, principalement [§. 50.] des jambes enflées, quelquefois avec des plaies incurables, vrai symbole de la cachexie, de cette altération vicieuse des humeurs qui fait dégénérer le corps et le rend mol, pâle, livide, on rencontre encore quelquefois l'affection scorbutique, avec l'iliade entière des maux qui l'accompagnent ordinairement. Pour prouver cette vérité, nous avons besoin de faire observer, que des trois substances qui entrent dans la composition du sang, et qui sont, la muqueuse, l'albumineuse et la glutineuse, celle-ci est probablement l'aliment des forces motrices, et la principale cause

de l'énergie du pouvoir des solides. Or, la formation de la matière glutineuse, n'étant point
l'effet d'un simple épaississement, mais bien celui
d'une élaboration successive, et cette élaboration
étant le produit d'un certain degré d'activité dans
les solides, il suit qué, dans les constitutions radicalement affoiblies, la réaction de la fibre ne
se fait qu'imparfaitement et avec peine, conséquemment que la substance concrescible n'ac-
quiert, qu'avec les plus grandes difficultés, la
forme ou le tissu organique. De là moins de
matière plastique dans la masse du sang, moins
de cohérence entre les molécules de ce fluide,
une disposition plus grande ou plus prochaine à
la décomposition putride, enfin, une tendance
plus ou moins marquée vers le scorbut : car, et
M. de *Fourcroy* en a fait judicieusement la remarque (a), ce qu'on a nommé putréfaction du
sang dans le scorbut, est bien loin de ressembler
à celle que nous connoissons de ce fluide dans
les veines : cette altération particulière du sang
paroît plutôt dépendre du peu de cohésion qu'ont
entr'elles les molécules de ce fluide, et de ce qu'il
n'a point été assez élaboré par des organes trop
affoiblis ; à la vérité, ce peu d'union du sang

______

(a) Mém. de la sociét. royal. de médec, tom. V, pag.
500 et 511. des mém.

le dispose singulièrement à la décomposition putride ; mais celle-ci n'a lieu dans les vaisseaux, que dans des circonstances très-rares ; et c'en est fait de la vie des animaux, lorsqu'elle s'étend aux organes de la circulation. Ainsi, c'est plutôt par défaut de préparation convenable, que pèche le sang des scorbutiques, que par l'altération de ce fluide déjà formé, et ce défaut est autant dû à la foiblesse des organes destinés à le préparer, qu'aux humeurs excrémentitielles retenues dans le corps, et au chyle de mauvaise qualité qui s'y mêle.

Ces principes une fois connus, il n'est plus permis de les contester ; la cachexie scorbutique doit régner endémiquement dans les lieux palustres, parce que les effluves qui en émanent, et les fièvres qu'ils déterminent, ont l'influence la plus dangereuse sur le système des forces musculaires. M. *Lorry*, dont le coup d'œil sur la médecine étoit si juste et si naturel, en admettant une cachexie scorbutique produite par les marais, pensoit que, dans ces cas, la chaleur est très-affoiblie, et qu'on pouvoit regarder ces exhalaisons comme capables de l'éteindre (a). *Pringle* nous apprenant, d'après *Pline* le naturaliste, que l'ar-

____

(a) Mémoire de la société royale de médecine, tom. V, pag. 49. hist.

mée romaine fut affligée du scorbut, après qu'elle eut séjourné deux ans en germanie, c'est-à-dire dans la partie septentrionale des pays bas *(a)*, remarque que la principale maladie chronique des parties marécageuses de ces pays, est une espèce de scorbut particulier à ceux qui vivent dans un air humide et corrompu, principalement s'ils font usage de viandes salées *(b)*. Dans les landes de bordeaux, où il y a beaucoup de lacs, il règne des fièvres fort opiniâtres, dont le caractère scorbutique n'est point équivoque, et qui, marquées par des retours périodiques, durent souvent des années entières *(c)*. C'est parce que l'air marécageux rend les humeurs de l'économie animale très susceptibles d'une dépravation putride; que, quelquefois les fièvres dégénèrent rapidement dans les lieux palustres, sans autre raison que la pernicieuse influence des effluves qui en proviennent *(d)*; c'est parce que les liqueurs ont subi

____

(a) Maladies des armées, préface page 2.

(b) Ib. tom. 1, pag. 57.

(c) Mémoire sur les épidémies du Languedoc, par MM. *Banau* et *Turben*, pag. 16, dans la note.

(d) M. *Lind* donne un exemple remarquable de cette vérité. On construisit à la jamaïque un superbe hôpital pourvu de toutes les commodités imaginables, qu'on nomma hôpital greenwich eu égard à sa grandeur et à l'utilité dont il devoit être. Malheureusement il fut bâti

l'altération la plus forte, soit par une suite de
l'action dangereuse du climat, soit par un effet
des maladies particulières qui y sont endémiques,
qu'il arrive que des plaies nouvellement cicatri-
sées, se rouvrent quelquefois à l'improviste, et
donnent des signes d'une grande putréfaction (a).
On a vu des épidémies généralement funestes,
causées par les miasmes marécageux, dans lesquelles la plus petite égratignure dégénéroit brus-

---

près d'un marais sur un terrain extrêmement mal sain,
qu'en arriva-t-il ? C'est que les fièvres les plus simples,
les intermittentes les plus bénignes, les indispositions les
plus légères se changèrent souvent en fièvres malignes,
en flux de sang ou toute autre maladie mortelle. On remarqua que la fièvre jaune y dominoit presque toujours,
et entraînoit des pertes de sang considérables par le vomissement, les selles et même tous les pores de la peau,
tandis que ce symptôme ne se voyoit jamais chez ceux
qui se trouvoient en pareilles circonstances et obtenoient
la permission de rester à leur bord. Le rétablissement
des maladies étoit long, pénible et incertain dans cet
hôpital ; le moindre écart ou la plus petite irrégularité
dans le régime, déterminoient une rechûte. Dans certains
cas une seule écuellée de bouillon produisoit cet effet. On
ne pouvoit pas dire que cela vînt d'une source de contagion existante dans cet hôpital.... La mortalité fut si pro-
digieuse dans cette maison et sa cause si palpable, qu'on
s'est vu contraint à l'abandonner. Mal. des europ. dans les
climats chauds, tom. 1, pag. 242.

(a) *Lind*, ib. pag. 242.

quement en ulcère putride , et d'une étendue considérable , qui consumoit toutes les chairs jusqu'à
l'os dans l'espace de 24 heures (*a*).

52. Ainsi , sous une infinité de rapports dont
on ne cesse pas néanmoins de voir et de suivre
les connexions, les émanations des eaux stagnantes et des pays marécageux , sont contraires au
bien de l'espèce humaine et forment les sources
d'une foule de maux. Depuis les premières altérations que l'influence générale du climat produit
et développe jusqu'aux épigénèses , qui sont le
dernier terme des maladies dues aux influences
particulières des lieux , tout nous annonce que
les palus fournissent ces causes propres et locales , auxquelles il faut attribuer la production des
maladies qu'on s'efforceroit en vain de mettre sur
le compte des causes bannales et communes. Les
principes des miasmes marécageux [§. 6.] sont
connus , leurs effets sont calculés , leurs produits
sont constamment analogues , les différences observées dans les résultats viennent de la différence entrevue dans les occasions , et l'identité
des maladies répandues dans les provinces , dans
les empires , sur la surface du globe , n'est fondée que sur l'identité des foyers de putréfaction ,

____

(*a*) Voy. les mém. sur les fièvres et la contagion , par
Lind , traduit en français par M. *Fouquet* ; pag. 261.

malheureusement disséminés sur toute la terre.
Des substances délétères aussi bien constatées,
seroient-elles indestructibles ? L'homme doit-il
être inévitablement la victime de leurs terribles
effets ? Et la médecine, cet art salutaire, toujours
actif pour accroître la somme des biens et diminuer celle des maux, est-elle donc sans moyens
pour combattre un semblable fléau ? Non, sans
doute ; il est des précautions utiles qu'une sage
prévoyance oppose aux principes de destruction ;
il est des secours héroïques qu'une active industrie dispense au profit de l'humanité ; il est même
des ressources victorieuses, dont la précoce administration arrête les plus nuisibles influences.
Voici le moment de porter nos regards sur une
partie féconde en motifs de consolation , d'ana-
lyser les préceptes qui fournissent des instructions
toujours précieuses quand elles sont préservati-
ves, et en détruisant les maux que nous fait la
nature de rivaliser avec elle quand nous sommes
comblés par ses bienfaits.

53. Il est trois moyens généraux de changer
l'atmosphère des pays marécageux, conséquemment de faire disparoître les maux qui y sont
endémiques : le premier est de dessécher les marais ; le second est de les tenir submergés , et
le troisième consiste à opposer aux causes locales d'insalubrité les secours qui peuvent les com-

battre avec le plus d'énergie. D'une autre part, on a trois grandes vues à remplir, pour empê-cher que les hommes ne succombent sous les ma-lignes influences des miasmes marécageux : la première est relative aux habitans des lieux mal sains ; la deuxième regarde les voyageurs qui sui-vent des routes dirigées à travers les marais, ou que des affaires appellent dans des contrées basses et insalubres, et la troisième concerne les travail-leurs que la nécessité attache à la glèbe, et que le besoin ramène tous les jours vers des sources inépuisables de fièvres et de corruption. Voyons si, à la faveur de cette division qui embrasse les positions diverses des lieux marécageux, nous pourrons placer des détails utiles, et indiquer tout ce qui peut rendre aux contrées mal saines la salubrité, et aux malheureux habitans de ces cantons le bonheur qui n'existe point sans la santé, ce charme le plus doux de la vie.

54. Détruire les palus (a), quand les difficultés ne sont point insurmontables, c'est faire tout à la fois le bien commun et le bien particulier ; c'est

---

(a) Les lacs et les étangs ne sont pas compris dans cette proscription, et il ne sauroient l'être ; cependant dans les provinces où les étangs artificiels sont trop multipliés, l'intérêt de l'humanité exigeroit qu'on en diminuât le nombre.

augmenter l'agriculture, favoriser la population , multiplier la force des empires ; c'est accroître la puissance des souverains ; c'est enfin conserver les hommes , puisqu'on tarit dans leur source les maladies qui les détruisent. Conserver les hommes ! Ah ! ..., cette raison fût elle seule, qu'elle ordonneroit impérieusement d'anéantir tous les foyers d'infection ! On ne peut plus le désavouer. Des eaux croupissant dans les marais, souvent d'une étendue immense , sans mouvement , sans écoulement, sans communication , ni entre elles-mêmes , ni avec des eaux vives, ni avec celles de la mer , exhalent des miasmes putrides qui, par leur expansion, portent le découragement, la désolation et la mort dans les campagnes qui les environnent. Des maladies endémiques y détruisent les hommes, et en font des déserts dont l'étendue augmente à mesure que la quantité des bras diminue. Près des palus , il est des villages presqu'entièrement abandonnés ; des métairies dont on n'aperçoit plus que les masures ; les fièvres s'y sont naturalisées , et en ont détruit ou détruisent journellement les habitans. On ne peut plus le désavouer, et les marais subsistent. Ah !.. périsse cette coupable indolence qui voit les plaies faites à l'humanité sans les fermer. Est-il de calculs à faire pour évaluer d'avance le produit pécuniaire d'un marais à dessécher , quand il en est

un qu'on peut apprécier sans erreur dans le bien
qu'on doit attendre de la salubrité de l'air, que
des travaux faits à propos et bien dirigés doivent
procurer aux malheureuses contrées infectées par
le voisinage de ces lieux ? N'est-ce pas là un véritable produit, la vraie richesse des rois, qui
ne se calcule pas par le nombre d'écus que produit tel ou tel sol, mais par le nombre d'habitans
qu'il peut nourrir et entretenir en santé ? L'homme
n'est rien sans la terre; mais la terre est-elle quelque chose sans l'homme ? Economistes judicieux,
élevez la voix; et tandis que nous, dont la tâche
honorable autant que pénible est de veiller sur
la santé publique, cherchons à démontrer que la
destruction des palus est dictée par la raison, par
l'humanité, et que toutes les vues générales ou
particulières d'intérêt, doivent être subordonnées
à cette grande règle; prouvez, par des raisonnemens victorieux, toute l'importance de ce double
précepte fondamental, que la richesse et la force
d'un état ne viennent que de la population, et
que celle-ci naît essentiellement de l'agriculture (a).

Mais est-il vrai que le desséchement des marais
fasse disparoître les maux qui règnent endém-

____

(a) Voy. le mémoire sur les étangs, couronné par
l'académie de lyon, par M. *Huguenin.* — Le produit et
le droit des communes, etc.

quement dans leur voisinage ? Les faits le démontrent et la vérité se manifeste dans les livres avec
tout ce qu'elle a d'impérieux. Ici, nous voyons
que les fièvres intermittentes écrasoient les habitans de la partie basse de la lorraine, que les
épidémies s'y multiplioient et que la province se
dépeuploit de plus en plus ; le terrain est desséché, la fièvre disparoît et on ne parle plus d'épidémie (*a*). Là, nous trouvons qu'une maladie
pestilentielle ravageoit tous les ans la ville de bordeaux, au point que le parlement étoit obligé de
se transférer à libourne ; le cardinal *de Sourdis* fait
dessécher à ses dépens le vaste cloaque dont les émanations virulentes occasionnoient ces calamités,
et la ville est délivrée de ce fléau terrible (*b*). Dans
la vallée du mont-cælia à rome, un particulier
avoit donné lieu à un marais, en fouillant une
carrière, une épidémie cruelle menaçoit les habitans de ce quartier ; *Lancisi* s'en plaint au souverain pontife et la destruction du marais est ordonnée ; on fait écouler la plus grande partie des
eaux à l'aide des pompes, on comble le restant ;
et le mal est ainsi extirpé dans sa racine (*c*). Il y

(*a*) Cours d'agriculture par l'abbé *Rozier*, tom. IV,
pag. 396.

(*b*) Mém. de la soc. roy. de médec. tom. 1, pag. 187. h.

(*c*) *De nox. palud. effluv.* pag. 73.

avoit près de stutgard une grande flaque qui caus-
soit tous les ans nombre de fièvres d'accès très-
dangereuses ; ce terrain marécageux est converti
en une prairie agréable, et les fièvres n'y sont plus
endémiques (*a*). Temeswar surpassoit en insalubrité les autres villes de hongrie en raison des
marais dont elle étoit entourée ; on en dessèche
une grande partie, et l'air n'est plus aussi malfaisant (*b*). Un romain illustre, *Marcus Curtius*,
fait combler à ses dépens une fosse dont les mauvaises exhalaisons nuisoient à la santé de ses con-
citoyens ; il réussit, et ce trait de dévouement pour
sa patrie le fait inscrire dans les annales de l'humanité (*c*). Le médecin du pape *Clément* XI est
touché par les maux que les marais produisent
dans toute l'italie ; son projet de dessécher les fla-
ques, de nettoyer le tibre, de faire ouvrir des
canaux à travers les endroits marécageux est
accueilli ; et il mérite le nom de *Sauveur*, pour
avoir diminué ou fait cesser tout d'un coup les
maladies épidémiques (*d*). Les dangereux effluvés

(*a*) *Lancisi*, loc. citat. pag. 10. *Zimmermann* de l'expérience en médecine, tom. II, pag. 397.

(*b*) *Trnka hist. febr. intermitt. in præfatione ; Zimmermann*, *ib.*

(*c*) *Zimmermann*, ib. pag. 395.

(*d*) *Zimmermann*, loc. citat. pag. 396.

qui sortent des lieux palustres sont donc le vrai
principe des maux qui règnent dans leurs envi‑
rons, puisqu'en desséchant les palus on écarte
sûrement les endémies qui en proviennent.

55. Il est très-peu de marais qui ne soient pas
susceptibles d'être desséchés complettement, en
mettant en œuvre l'une des opérations connues
pour y parvenir. Entre l'écoulement seul, l'atter‑
rissement et l'écoulement réunis, ou l'épuisement,
qui forment les trois grands moyens de détruire
les lieux marécageux, les circonstances seules
doivent décider, et l'objet de nos recherches n'est
point de nous expliquer sur cette préférence.
Mais par quelle fatalité ne peut-on acheter le
bien qu'en affrontant les périls les plus éminens ?
On sait et l'expérience a démontré mille fois que
les deux ou trois années qui succèdent aux grands
desséchemens sont des années meurtrières, et
que le nombre des morts décuple et celui des
malades centuple : la raison est simple ; c'est que
les procédés du desséchement tendant à transfor‑
mer en prairies ou en terres de labour, des ter‑
rains qui ont été long-temps sous les eaux, il
faut, avant d'en venir là, exposer au contact de
l'air une vase putride, une terre vierge et limo‑
neuse dont on a vu plusieurs fois que les exha‑
laisons étoient très-pernicieuses, du moins quand
la saison est humide et chaude.

56. Pour réunir les avantages que procurent les grands desséchemens , aux moyens de prévenir en partie les inconvéniens qu'ils entraînent, il faut, autant qu'il est possible, n'entreprendre ces opérations que dans l'hiver ; on les continuera pendant le printemps et une partie de l'été, mais on les suspendra durant les fortes chaleurs , pour les reprendre dès les premières fraîcheurs d'automne (a). Si les vents salutaires règnent , on doit pousser les travaux avec la plus grande activité, comme il convient de les rallentir et de les interrompre , toutes les fois que les vents mal sains gardent une station trop soutenue. Car il est de toute notoriété que le danger du remuement des terres marécageuses et des grands défrichemens est en raison directe , soit de la chaleur de la saison , soit du règne soutenu des vents qui dirigent sur les campagnes habitées les effluves virulens que le sol exhale. On ne doit même pas craindre pour ces travaux, ni les temps de bruine, ni les jours de brouillards , puisque l'air étant alors plus léger,

____

(a) *Lancisi* proscrit ces travaux dès la fin du printemps et au commencement de l'été. Il dit que le moment le plus favorable pour travailler est le commencement du printemps , et il en fixe l'époque aux calendes de mars. Mais *Lancisi* écrivoit à rome , et le climat doit régler tout cela.

les marais fournissent moins d'émanations. Les fièvres intermittentes étoient endémiques dans un village maritime au voisinage de bayonne, et elles étoient occasionnées par l'évaporation de l'eau des marais qui étoient près des ouvrages de la barre. Un médecin instruit propose de suspendre les travaux de cet écueil pendant les mois de uillet et d'août, de combler les marais, et de permettre, en attendant qu'on y travaillât, que l'eau de la mer pût entrer à la marée haute et entraîner à son retour l'eau croupissante qu'infectoient les insectes et les végétaux qui y pourrissoient; ce qui répandoit au loin une odeur malfaisante. Les ouvrages étant finis, le canton fut préservé de la maladie endémique qui le ravageoit depuis le mois de juillet, jusqu'en octobre (*a*).

57. Comme le danger des desséchemens est relatif, soit à la durée des travaux, soit à la surface du terrain marécageux qu'on vient d'épuiser, il faut, d'un côté, employer autant de travailleurs qu'il est possible, et de l'autre n'entreprendre les opérations que par portions limitées. En pressant le travail avec beaucoup d'activité, on en abrégera la durée, ce qui est de la plus grande importance. En découvrant moins de surface limoneuse, l'air se chargera d'une moindre quantité de

---

(*a*) Journal de médec. milit. tom. 1, pag. 280-1.

K

corpuscules infectés, et les procédés nécessaires pour prévenir une grande altération, seront moins embarrassans et d'une exécution plus facile. Du reste, ce que nous disons de la nécessité de dessécher les marais et de diriger convenablement les travaux qui tendent à ces fins, doit s'appliquer aux fossés, aux égoûts, et généralement à toutes les opérations dont les résultats sont de remuer des terrains vaseux, d'extraire une argile limoneuse, et d'exposer au grand air une molange dont les funestes vapeurs ne manqueroient pas d'infecter l'atmosphère. Sans doute il est essentiel qu'un port, qu'un canal, qu'un égoût, qu'une marre soient curés ; les procédés de quelques arts exigent que la terre argileuse soit extraite du marais ou du fossé qui la contient : mais voudroit-on que ce fût au préjudice des habitans de toute une contrée, de toute une ville, de tout un lieu ? Qu'une loi sage circonscrive les temps favorables à de pareilles opérations ; que les ministres de santé soient consultés par les chefs de la municipalité pour régler l'époque des travaux et les précautions à prendre en les conduisant ; et l'on verra pour lors que les travaux publics influeront moins désavantageusement sur les jours des citoyens, l'air sera moins infecté par les exhalaisons qui s'élèvent des foyers de corruption, et les maladies disparoîtront avec la destruction des causes qui les produisent.

58. Quelques complets que soient les dessé-chemens, il n'arrive que trop souvent que le sol qui a été submergé pendant tant d'années, con-serve une humidité dangereuse, et recèle des miasmes que les labours dégagent et répandent dans l'air. Pour obvier à cet inconvénient, il s'agiroit de creuser de larges fossés, selon la pente des terrains, d'entasser ensuite, dans ces fossés, des galets, de la pierre calcaire ou du sable, et après en avoir fait un lit plus ou moins profond, de les recouvrir de terre. Ces fossés venant about-ir dans des canaux de décharge, y apporteroient l'eau qui filtreroit à travers les galets et débarras-seroient ainsi les terrains circonvoisins d'une hu-midité superflue, non moins que malfaisante. De pareils fossés creusés autour des habitations, contribueroient à les rendre plus saines. Ceux qui tirent l'argile des marais pour la fabriquer, devroient être forcés à remplir les creux qu'ils sont obligés de faire avec les pierres mention-nées; les propriétaires des terres enceintes d'une trop grande quantité de fossés, devroient en-core être maintenus à les combler de la manière que nous venons de l'indiquer : ainsi se détrui-roient une foule de petits cloaques qui nuisent, par leur nombre, et qui perpétuent l'infection

en en devenant de foyers intarrissables. Quant aux moyens qu'il faut mettre en œuvre pendant les desséchemens pour corriger l'insalubrité de l'air, et prévenir les maladies, ce n'est point ici le lieu d'en parler, et nous en traiterons, soit lorsqu'il sera question des secours propres à purifier l'atmosphère [§. 66 - 7.], soit lorsqu'il faudra indiquer aux habitans et aux travailleurs ce qu'ils doivent faire [§. 71 à 101.] pour se conserver en santé dans les pays marécageux. Mais, pouvons-nous quitter un article relatif au desséchement des palus, sans faire mention de la nécessité de détruire les anses des rivières, des précautions qu'il faut prendre dans l'emploi économique de la vase et de la tourbe, enfin, de l'importance des travaux qui sont nécessaires pour détruire les effets des inondations.

59. Dès que les riverains ont beaucoup à souffrir de la stagnation des eaux et du dépôt que les rivières, dans leurs cours, accumulent dans les anses, dès que l'odeur marécageuse sort de ces petits cloaques, comme pour indiquer les maux qui en proviennent ; et reprocher aux hommes leur inaction, on ne doit pas balancer à détruire les anses par des encaissemens, et donner ainsi aux rivières cet alignement qui assure le cours et la direction des eaux : à plus forte raison, si ces rivières sont sujettes à se déborder, et voir

ainsi former, lors des crues, des marres et des
flaquées, qui répandent ensuite, en se desséchant,
les miasmes les plus dangereux. On connoît tout
le danger des inondations ; on sait que, pour l'ordinaire, elles amènent à leur suite des épidémies
plus ou moins désastreuses (note *c*, pag. 67.),
et que l'atmosphère en contracte quelquefois pendant long-temps une funeste insalubrité. De pareils malheurs ne peuvent être prévenus, qu'en
faisant élever, soit des chaussées, soit des murs
de soutenement, afin de contenir les eaux dans
leur lit. Malheureusement, des intérêts particuliers s'opposent souvent à l'exécution de ces pro-
jets ; les seigneurs dont les droits sont de gagner
la propriété des terrains délaissés par les eaux,
sont intéressés à ce que les rivières qui baignent
leurs possessions, s'étendent et déplacent leurs
lits, et en proscrivant les digues et les chaussées,
ils vexent également, et la fortune et la vie de
leurs vassaux : c'en est fait d'eux, si la voix de
l'humanité cesse désormais de se faire entendre
au fond de leur cœur, ou si l'autorité suprême
s'obstine encore au silence.

Ainsi des marres, des étangs artificiels, des
ports, des canaux, des égoûts qu'on doit tenir
en bon état, qu'on doit curer très-souvent dans
les saisons convenables [§. 56.], et empêcher,

avec la dernière vigilance, qu'il ne s'y pourrisse des matières, soit végétales, soit animales.

60. Quant à l'emploi de la vase qu'on en retire, c'est perpétuer, ou du moins envenimer les maux qui proviennent de ses émanations; toutes les fois que, la destinant aux engrais, on l'étend sur les terres, sans attendre qu'elle soit complétement desséchée, sur-tout pendant une saison sèche et chaude, et lorsque les vents du midi règnent et gardent l'empire. Les précautions à prendre à cet égard sont simples. Une fois que la tourbe est extraite dans le temps [§. 56.] le plus propre à détruire les effets de ses émanations, comme sur la fin de l'hiver ou au commencement de cette saison, et pendant la station des vents du nord, on doit transporter tout de suite la vase sur les lieux, et l'étendre promptement ou l'amonceler; l'étendre sur les terres cultivées, si la tempéra-ture est favorable, afin que la mettant à nu par une grande surface, elle se dessèche vite et complétement; l'amonceler au contraire dans des lieux secs, éloignés de toute habitation, pour lui donner le temps de se convertir en fumier; si la saison n'est point propice, et qu'il y ait des risques à courir en se conduisant autrement. Par précaution, nous voudrions même qu'on recou-vrît alors ces tas de tourbe, soit avec une cou-che de sable, soit avec une couche de terre peu

dant le temps consacré à la laisser dessécher. On sait que, par une loi sage, ceux qui curent les ports, sont obligés d'aller jeter la molange en pleine mer. Peut-on exiger des soins trop rigoureux lorsqu'il s'agit de la vie ou de la santé des hommes qu'on expose sans doute trop légèrement toutes les fois qu'on voit, avec indifférence, des sources bien reconnues d'infection.

61. Les inondations entraînent après elles une grande insalubrité, soit à raison de l'humidité dont tous les matériaux sont pénétrés, et qui en corrompent les parties, soit à cause d'une substance limoneuse que les eaux déposent, et qui est une cause évidente de l'altération de l'air atmosphérique. Aussi ces calamités publiques exigent-elles des soins bien entendus pour en diminuer les effets, et étouffer dans leur source les épidémies (voy. §. 26.) quelquefois très-désastreuses, ou les autres accidens qui peuvent en résulter. Ces soins sont relatifs aux lieux et aux personnes. On verra plus bas [§. 78.] quelles sont les précautions que doivent prendre ceux dont les habitations ont été submergées ; nous examinerons ici quelles sont celles qui conviennent aux lieux, et qui sont demandées par ces fatales circonstances. Et d'abord pour ce qui regarde les campagnes ; transformées en vastes marais, elles réclament les opérations qui sont pro-

près aux desséchemens. On ouvre des tranchées ;
on établit des communications dans tous les endroits submergés ; on pompe l'eau qui croupit
dans les bas-fonds avec les machines qui servent
à cet effet (*a*) ; on comble les lieux qui présen-
teroient trop de difficulté à être épuisés ; en un
mot, on dessèche complétement les campagnes,
on évite la stagnation des eaux et l'on prévient
par là leur funeste dépravation. Mais tous ces
travaux ne dispensent pas de ceux qui deviennent utiles pour assainir les habitations. La rivière
de sihl venoit de se déborder et d'inonder un des
meilleurs quartiers de la ville de zurich. Les ma-
gistrats de cette heureuse république enjoignirent
à tous les habitans de ce quartier de défaire les
planchers des appartemens ; d'enlever le fond
humide, et d'y répandre du sable sec. Moyen-
nant ces attentions, on fut garanti de tous les
maux qui pouvoient résulter de cet accident (*b*).
Et qu'on ne croye point qu'elles fussent frivoles ;

(*a*) La principale et la plus utile de ces machines est
celle dont les hollandois se servent pour épuiser l'eau des
terrains trop bas, et qu'ils appellent le pouldre. Nous
indiquerons dans le §. 65, quelques autres machines qui
peuvent servir aux mêmes fins.

(*a*) *Zimmermann* de l'expérience en médec. tom. II.
pag. 398.

puisque, pour l'ordinaire, les effets des inondations sont aussi fâcheux qu'ils sont durables.
Thierry a remarqué à vienne, en 1750, des
marques encore fort sensibles de l'inondation
arrivée en 1744, dans le quartier nommé léo-
polds-stadt. Tout y étoit moisi dans les maisons.
L'humidité pénétroit à travers les murs, pour-
rissoit les meubles, sur-tout au rez-de-chaussée.
On ne remarquoit nulle part dans vienne, de
visages aussi pâles que dans le quartier susdit (a).
En hollande, où l'humidité habituelle du climat
rend les habitations mal-saines, on est dans l'usage
de laver les murs et les planchers, avec de l'eau
une ou deux fois la semaine, parce que rien ne
réussit mieux que l'eau pour dissoudre et détacher cette humidité visqueuse qui suinte de toutes parts. On combat encore avec avantage les
effets des inondations, en entretenant dans les
maisons une douce chaleur, en y multipliant les
courants d'air, en passant de temps en temps
les murs au lait de chaux, enfin, en exposant
souvent aux rayons du soleil tout ce qu'il est facile d'offrir à ses bénignes influences.

62. Si les marais ne peuvent point être desséchés, soit parce que le lieu le plus déclive est
trop bas, relativement au niveau des terrains cir-

(a) *Zimmermann*, loc, citat.

convoisins , soit parce que les travaux seroient,
ou trop compliqués , ou trop dispendieux, le
second moyen de remédier à leur insalubrité ,
c'est de les combler ou de les submerger. En
comblant les palus , on évite les inconvéniens qui
résultent de la vase qu'on remue et qu'on laisse
en contact avec l'air ; en les submergeant, on
prévient les émanations fétides que la tourbe exhale au moment où elle commence à se dessécher. *Empédocle*, disciple de *Pythagore*, délivra
les salentins des exhalaisons dangereuses dont ils
étoient si incommodés, en faisant conduire deux
rivières voisines dans leurs marais, qui se pur-
gèrent ainsi de leurs eaux croupissantes ; l'air
n'en fut plus infecté ; les maladies qui avoient été
la suite de ces vapeurs malignes, cessèrent aussitôt (a). Des inondations faites pendant la guerre
de 1748, autour des villes fortifiées du brabant
hollandois, furent la cause des vapeurs humides
et putrides dont l'air se trouva surchargé, lorsqu'à la paix, qui fut conclue au commencement
de l'été, on fit rentrer une partie de ces eaux
dans leur lit ; les états-généraux s'en étant aperçus
à la contagion qui se fit sentir avec violence à
breda et dans les villages voisins, donnèrent ordre de remettre l'inondation dans son premier

____

(a) *Zimmermann* , ib. pag. 395.

état, et de l'y conténir jusqu'à l'hiver (*a*). En
1694, une fièvre parut à rochefort avec des
symptômes si extraordinaires , qu'on la prit pour
la peste. C'étoit une fièvre très-meurtrière , occasionnée par quelques marais formés par l'inondation de la mer , et dont les émanations étoient
portées vers la ville par le vent qui souffloit depuis long-temps de ce côté-là. Cette fièvre, qui
fit le plus de ravage dans les mois de juin , de
juillet et d'août, finit par une grande pluie qui
purifia l'air et rafraîchit l'eau croupie (*a*).

Ainsi, les exemples les plus démonstratifs annoncent qu'en submergeant des marais infects ,
on arrête les terribles effets des exhalaisons qu'ils
répandent. Par-tout où le desséchement est impossible, la submersion peut avoir lieu , parce
que les raisons qui s'opposent au desséchement ,
viennent du niveau du lieu marécageux et du
voisinage des grands réservoirs d'eau creusés par
la nature. L'art consiste à faire dériver sur ces
eaux stagnantes, celles de la mer , ou de quelque
torrent, ou de quelque rivière qui les purifient et
leur impriment un mouvement progressif. Dès-
lors plus de croupissement, plus de corruption ;
plus d'émanations pestilentielles , plus de maux

(*c*) Voy. *Pringle* , mal. des arm. tom. 1 , pag. 115.
(*b*) *Id. ib.* tom. 11 , pag. 146.

endémiques. C'est ainsi que les états-généraux du
languedoc ayant fait ouvrir des graux pour vi-
vifier en quelques endroits l'eau des étangs qui
confinent à la mer, et qui bordent la partie basse
et méridionale de cette province, jouissent aujourd'hui de la satisfaction la plus pure ; celle
d'avoir arrêté, en partie, l'infection qui dépeuploit les villages de la côte ; celle de voir augmenter la population dans ces lieux qui devenoient
des déserts ; celle enfin, de voir croître un peuple nouveau de cultivateurs, qui, pleins de reconnoissance, n'oublieront jamais ces bienfaisans administrateurs nés pour tendre une main
secourable au malheureux, et pour venger les
droits trop long-temps négligés de l'humanité
souffrante.

63. Mais en s'occupant du soin de submerger
les palus qu'on ne sauroit dessécher et de conserver les étangs qui paroissent nécessaires à certains pays, comme en sologne (a) ; il ne faut pas
oublier une chose à laquelle tient peut-être une
partie du succès de pareilles opérations. Les bas-
fonds des marais ou des étangs, peuvent être
inondés en tout temps, mais leurs bords, faute

____

(a) Voy. le mémoire sur l'amélioration de la sologne,
par M. d'Autroche, pag. 61 et suiv. et ci-dessus, note a
pag. 138.

d'être coupés à pic et relevés par des digues re-
couvertes de sable , deviennent à coup sûr des
foyers de corruption. S'il est vrai que le poisson
dépose son frai au bord des étangs , et que ce
soit dans cette partie que croissent en abondance
les plantes marécageuses ; s'il est encore vrai que
lorsque la chaleur diminue le volume d'eau de
l'étang, les bords qui , pour l'ordinaire , se trouvent en pente , se dessèchent et laissent à découvert les végétaux et tout le limon qui s'accumule
communément dans ces endroits , on sent que
quelle que soit la masse d'eau que le bas-fond de
la palus contienne , la corruption ne s'en établit
pas moins sur les bords , parce que le frai , les
poissons eux-mêmes , ou les plantes qui se pu-
tréfient et fermentent dans la vase mise en contact avec l'air , infectent l'atmosphère , et répandent l'insalubrité. Le frai , s'il faut en croire
M. l'abbé *Rozier* (a) , desséché par la chaleur ,
altéré par son exposition à l'air , est la principale
cause de l'odeur fétide des étangs et de la corruption de l'atmosphère ambiante ; tant qu'il reste
couvert d'eau , il est plus long-temps à se corrompre , son odeur est moins forte , et ses émanations moins dangereuses : mais l'une et l'autre
le sont toujours. Le seul parti qu'il y ait donc à

______

(a) Cours d'Agriculture , tom. iv.

prendre, tant pour les étangs naturels, que pour les étangs artificiels et pour les marres que l'inté-rêt personnel entretient et conserve, c'est de res-serrer (a) et de circonscrire leurs bassins autant

---

(a) Toutes les relaissées d'eau de mer, formées natu-rellement par des retenues en sable ou en galets, s'atter-rissent, leur fond s'élève peu à peu. La mer y contribue et les eaux pluviales et les torrens qui se jettent dans ces bas-fonds y entraînent des terres, agissent plus directe-ment que les eaux de la mer. Ces atterrissemens sont la cause première de la putréfaction, parce que le terrain se trouvant d'un niveau parfait sur une étendue très-con-sidérable, se dessèche, et toutes les substances animales, et les débris des végétaux, etc., accumulés jusqu'alors, fermentent, se décomposent, pourrissent et infectent l'air. Je ne crois pas qu'il soit prudent de tenter le dessèche-ment de ces étangs, à moins qu'on ne soit physiquement sûr que cette opération sera exécutée en peu d'années; autrement c'est vouloir sacrifier de propos délibéré la vie de tous les riverains. Le long des côtes de la méditerranée dont le flux et le reflux sont presqu'insensibles, et dont les plus grandes élévations des eaux n'excèdent pas la hauteur de 18 pouces, (je ne parle pas des tempêtes) il vaut beaucoup mieux resserrer l'étang par ses bords du côté du continent, en y élevant de petites chaussées de trois à quatre pieds de hauteur sur une largeur double, et en observant de prendre la terre dans un fossé pratiqué du côté de l'étang. Ces chaussées empêcheront; 1°. la com-munication des eaux douces avec les eaux salées, et le mélange de ces deux espèces d'eau excite leur plus prompte

qu'il sera possible, et d'en couper les bords à
pic, comme nous l'avons déjà indiqué, afin de

putréfaction ; 2°. au moyen de ces chaussées on empê-
chera l'eau de mer de s'étendre sur un fond si uni, si ni-
velé, que trois ou six pouces d'eau de plus suffisent pour
couvrir l'espace souvent de demi lieue d'étendue; 3°. tant
que l'on conservera une certaine profondeur d'eau sur le
bord de l'étang, cette eau ne se corrompra pas lors des
grandes chaleurs ; 4°. le fossé dont on aura enlevé la
terre nécessaire à la construction de la chaussée, se rem-
plira chaque année de vase, de débris des plantes, etc. ;
et si on n'a chaque année le soin de le nettoyer de nouveau,
il deviendra lui-même un foyer de corruption; 5°. l'espace
de terrain placé entre la chaussée et le continent se rehaus-
sera insensiblement et peu à peu sera un terrain précieux
gagné pour l'agriculture ; 6°. je conviens que le blé y vé-
gétera mal dans le commencement, à cause de la surabondance du sel ; mais on est assuré d'en retirer d'amples ré-
coltes de soude, ou kali, ou salicor, productions dont le
débit est toujours assuré ; 7°. dès que cette terre aura été
mise en valeur, labourée et cultivée, il ne s'élèvera plus
de miasmes pestilentiels, ce qui est déjà un grand point ;
8°. les vagues accumulent toujours sur les bords des sa-
bles, les débris des animaux et des végétaux ; de manière
que petit à petit, la chaussée deviendra inutile ou presqu'inutile, puisque l'eau n'aura plus assez de profondeur
à son pied. C'est le cas d'en commencer de nouvelles,
et d'empiéter, comme la première fois, sur le sol de
l'étang.

Je donne ces avis simplement comme des aperçus généraux que chacun doit modifier suivant les circonstan-

maintenir toujours une certaine profondeur à l'eau, de l'empêcher de se putréfier, enfin, d'empester l'air, et de porter le méphitisme dans les environs. L'eau de ces marres étant ainsi conservée dans une certaine pureté, les poissons qui y vivent, donnent un produit plus réel, les animaux, qui s'en désaltèrent, y trouvent une boisson salubre, et les hommes, qui habitent dans le voisinage, en conservant leur santé, méconnoissent ces maladies cruelles qui règnent avec tant de furie dans les pays marécageux et aux alentours des eaux stagnantes.

64. Quelles que soient les opérations que les circonstances et les lieux fassent adopter pour changer l'atmosphère des pays marécageux, rien ne doit empêcher d'opposer aux causes locales d'insalubrité les moyens qui peuvent les com-

---

ces locales et ses facultés. La règle d'après laquelle on doit partir, est que par tout où l'eau a un pied ou deux de profondeur elle ne se putréfiera pas. On objectera la longueur du temps, la dépense, etc. ; je conviens de tout cela ; mais l'exemple des hollandois détruit toutes les objections possibles : ils ont tiré des fossés ou des canaux, la terre sur laquelle ils marchent et qu'ils cultivent. On peut mettre en problème, s'il y a plus d'eau que de terre en hollande.

L'abbé *Rozier*, cours complet d'agriculture, art. étang, tom. IV, pag. 373, chap. premier, sect. première.

battre avec le plus d'énergie. Parmi les moyens de cette classe, sur l'efficacité desquels il est per‑ mis de compter, nous plaçons ceux qui servent, 1°. à ventiler l'air, 2°. à dépurer sa masse, 3°. à désinfecter les eaux stagnantes. Voyons com‑ ment et par quel secours on peut y parvenir.

65. L'air stagnant est toujours dangereux, soit parce qu'il perd une partie de son ressort, soit parce que les parties hétérogènes qu'il sup‑ porte, éprouvent un commencement de putré‑ faction, soit enfin, parce qu'alors il se sature de toutes les émanations que les sols infects peuvent fournir. Or, si par une suite de l'altération de l'air, les grands calmes favorisent la production des maladies les plus graves; si, pendant cette fatale stagnation, l'évaporation des palus est portée au centuple, on sent, et la nécessité de suspendre alors les travaux des étangs [§. 56.], et celle de ventiler l'air, de lui donner ce mou‑ vement qui le dépure et le renouvelle. On rem‑ plit ce but, en établissant des ventilateurs faits avec des roues à larges ailes; en dressant des machines à mécanique de tourne-broche ou de moulin à vent, dont le but est de mouvoir de grandes ailes placées en sautoir et présentant des surfaces horizontales. Ces machines étant construites en bois, peuvent être mobiles, et pré‑ senter par-là, étant hissées sur des traîneaux,

l'avantage d'être transférées dans les lieux où il seroit utile de les faire successivement jouer. Et si l'on fait remplir à ces machines le but trop important pour être négligé , d'agiter l'eau, de l'élever dans les airs en forme de jets et de gerbes , on produira tous les bons effets possibles. La ville de delft, où *Forestus* pratiquoit , étoit en proie depuis dix ans à des maladies pestilentielles , que la seule putréfaction des eaux avoit occasionnées et entretenoit ; sur les représentations de ce médecin , les magistats firent élever un moulin à vent pour imprimer du mouvement aux eaux croupissantes ; et l'on s'aperçut bientôt que cette longue épidémie fut moins générale et moins fâcheuse (*a*). Les machines à élever les eaux de M. l'abbé de *Hautefeuille* (*b*) , celle de M. l'abbé de *Mandres* (*c*) , et notamment toutes celles dont la pompe à feu [§. 67.] forme la mécanique , sont très-propres à cet effet, et méritent la préférence. Les puits à roue et les puits à pompe qu'on établit avec d'autant moins de frais dans tous les lieux

______

(*a*) Observatior , lib. VI.

(*b*) Réflexions sur quelques machines à élever les eaux, avec la description d'une nouvelle pompe sans frottement et le moyen de faire des jets d'eau sans avoir besoin de reservoirs élevés, in-4°. 1682.

(*c*) Voy. mémoire sur les épidémies du languedoc, pag. 19°

bas et palustres, que l'eau dans ces endroits n'est point à une profondeur rebutante, peuvent encore offrir des avantages, puisqu'en mettant en mouvement un certain volume d'eau, ils impriment à l'atmosphère quelques oscillations salutaires ; tandis que, par des distributions faciles, ils peuvent servir à quelques objets secondaires d'utilité publique : tels que l'alimentation d'une marre, qu'il est impossible de détruire, etc., etc. Enfin, on parvient encore à ventiler l'air, et très-avantageusement, à l'aide des cloches mises en branle, sur-tout au moyen des décharges de toute espèce d'artillerie, et beaucoup mieux encore par le jeu d'une mine pratiquée dans l'endroit le plus marécageux. La poudre à canon, qui, tant de fois sert à la destruction des mortels, et qu'un usage plus humain rendroit à jamais précieuse, auroit ici la double utilité d'ébranler avec fruit la masse atmosphérique, et de répandre dans l'air des vapeurs propres à lui restituer une partie de sa salubrité.

66. On dépure l'air avec plus de facilité, sans doute, par plusieurs moyens, dont les plus actifs sont la fumée, le feu, l'eau, la culture et la végétation. Une épaisse fumée, d'expérience faite, purifie très-bien l'atmosphère, et c'est en partie à ses bienfaits qu'on doit la bonté de l'air 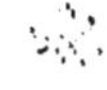 des grandes villes, tandis que tant de causes con-

courent à l'infecter. Elle a l'avantage de purifier
les vaisseaux, les maisons, dont une contagion
active a rendu le séjour redoutable; de désinfecter les hardes impregnées des miasmes les plus
virulens, et s'il falloit démontrer encore son
pouvoir antidote, nous dirions qu'une épaisse
fumée qui s'éleva au même instant de cent-vingt
buchers de bois de genièvre, et qui couvrit le
village de bois-le-roi, suffit, presque elle seule,
pour faire cesser l'épidémie désastreuse, dont ses
habitans étoient affligés (a); nous dirions, d'après
Kempfer, qu'elle seule a la vertu de détruire le
poison terrible des flèches de *Macassar*, et de
détacher d'elles la mortelle impression de ces terribles compositions vénéneuses. Or, pour répandre une épaisse fumée dans l'air, non seulement
il convient de mettre le feu à des tas de substances végétales un peu mouillées, mais encore
il seroit important qu'on élevât dans ces quartiers
mal-sains, suivant les lieux et les occurrences,
des fours à chaux, des verreries, des savoneries,
des fabriques de distillation d'eau-de-vie ou
d'huile de vitriol; établissemens doublement utiles, puisqu'ils serviroient à corriger l'air, et à
fournir aux habitans, qui, la plupart de temps,

(a) Voy. les mém. de la soc. roy. de médec. tom. III,
pag. 44 des mém.

manquent de subsistance, le travail nécessaire pour se l'assurer. Du reste, la combustion du charbon de terre dans des fourneaux simplement fabriqués, réuniroit à l'avantage d'éviter la consommation du bois qui pourroit servir à d'autres usages, celui de répandre, avec beaucoup de fumée, des émanations sulfureuses, dont la vertu purifiante n'est point équivoque.

67. L'action du feu, pour décomposer le gaz hydrogène, est expliquée par les théories ingénieuses de la chimie moderne; mais cette propriété étoit plus qu'entrevue par ceux qui, pour détruire l'insalubrité de l'air et écarter les miasmes dangereux que les terrains bas et fangeux ou nouvellement défrichés exhalent, s'avisèrent d'allumer des feux au milieu des terres neuves qu'on vouloit cultiver. Que de colonies, dans le nouveau monde, ont été les malheureuses victimes des fièvres terribles que produisoient les vapeurs mortifères d'un sol vierge et limoneux ! Les feux allumés de toutes parts favorisèrent les vues de ces hardis colons ; et les principes funestes de l'atmosphère, étant modifiés ou détruits, ils purent habiter des contrées empestées par les plus terribles fléaux. Le fer et le feu, sous l'action desquels tombèrent les sept têtes de l'hydre, représentent-ils autre chose, sous l'ingénieux emblème de la fable, que les sept tranchées qui

furent ouvertes pour dessécher la palus de lerne,
tandis que la flamme des buchers en écartoit les
effluves destructeurs. Vainement opposeroit-on,
contre l'utilité si manifeste des feux, la destruction, qui en est l'effet, du gaz oxigène, de ce
principe de l'air qui, tout à la fois, est l'aliment
de la vie et celui de la flamme ? Si une pratique
si souvent salutaire a eu, et peut avoir encore
des inconvéniens au plus fort des ravages exer-
cés par une épidémie contagieuse, c'est l'affaire
des circonstances et celle du moment. Mais cette
raison ne détruit pas l'utilité des feux distribués
dans les campagnes marécageuses, placés dans le
centre même des terrains qu'on travaille à dessécher. Le gaz hydrogène étant, de toutes les exhalaisons qui peuvent altérer l'air atmosphérique,
la plus dangereuse, et en même temps celle qui
se trouve en plus grande abondance là ou se pour-
rit beaucoup de substances animale et végétale,
d'autre part, le feu, par sa vive action, fournissant l'instrument de la décomposition de ce gaz
malfaisant, il suit que c'est une pratique très-
salutaire que d'allumer de grands feux en plein
air dans les contrées palustres redoutables par la
nature de leurs émanations. On sait que les feux
sont encore recommandables du côté du mouvement qu'ils sont capables de donner à l'air, au
point qu'on a vu quelquefois le vent succéder

au calme de l'atmosphère après des incendies ou de grands embrasemens. Et qui peut disconvenir que la rareté des feux dans les villages privés de toute branche d'industrie, ne contribue pour beaucoup aux épidémies fâcheuses qui règnent au printemps par un effet des exhalaisons que fournissent les terres que l'on fouille de toutes parts pour leur culture, et dans le sein desquelles ces exhalaisons ont été concentrées pendant l'hyver, sur-tout lorsque cette saison a été plus humide que froide et sèche? Il est connu, et l'on auroit quelquefois lieu d'en être étonné, que les grandes villes sont moins sujettes aux épidémies malignes que les villages et les campagnes ; et que les cultivateurs ont souvent, au début de leurs travaux champêtres, principalement dans les lieux bas et fangeux, des maladies cruelles dont la nature et l'espèce contrastent d'une manière bien fâcheuse avec les influences supposées favorables du printemps.

68. Nous avons ailleurs [§. 65.] considéré l'eau comme pouvant donner quelque mouvement à une masse stagnante d'air ; nous devons la présenter ici comme capable par elle-même de désinfecter l'atmosphère (*a*), et de rendre à l'air une

-----

(*a*) On sait que l'eau est le correctif du dangereux vent samyel. Cette propriété en annonce d'autres réelles.

partie de sa salubrité. Si l'eau est un composé de
de gaz oxigène et de gaz hydrogène, privé d'une
grande partie de la chaleur nécessaire pour les
tenir dans l'état de fluides élastiques, et ces fluides étant eux-mêmes très-purs ; par conséquent,
si l'eau n'est point un corps simple , et qu'elle
soit susceptible de décomposition, on sent que
des causes, dont même nous ne soupçonnons pas
le pouvoir , peuvent opérer la désunion de ses
principes, et procurer à l'air tantôt le gaz oxigène,
tantôt le gaz hydrogène , selon les circonstances.
Des expériences qui paroissent décisives, ont déterminé l'action réciproque de l'air et de l'eau.
Celle-ci absorbe l'air et s'en charge dans son état
de liquidité. Il est même démontré que c'est à
cette combinaison avec l'air, qu'elle doit sa saveur
vive et agréable. Aussi, quand l'eau n'a point sa
légéreté et sa sapidité naturelles , a-t-on appris
à lui rendre ces deux propriétés , en la laissant
exposée quelque temps au contact de l'atmosphère [§. 84.], ou en l'agitant fortement. D'un
autre côté, l'air dissout l'eau et la rend élastique
et invisible comme lui, lorsqu'il jouit d'un certain degré de chaleur : plus il est chaud, et plus
il tient d'eau en dissolution. On peut même dire
qu'une chaleur excessive et longue , en décomposant l'eau, doit surcharger l'atmosphère d'une
quantité de gaz hydrogène d'autant plus considé-

rable, que, quoique l'eau commune paroisse contenir environ six parties d'air pur, et une de gaz hydrogène, conséquemment qu'en se décomposant, l'eau doit servir à purifier l'atmosphère en y versant du gaz oxygène, il est bien avéré que, par une suite de leur altération, les eaux stagnantes fournissent de gaz hydrogène à tel point, que l'air en étant surchargé, le rétablissement d'équilibre du fluide électrique l'allume et donne naissance aux météores ignées. Si l'on doutoit de la faculté dont les eaux jouissent de transformer en principes salutaires les miasmes impurs, on n'auroit qu'à considérer ce qui se passe dans les grandes villes riveraines. Tous les égouts sont dirigés vers la rivière ; tous les jours ses eaux reçoivent une si grande quantité d'immondices, qu'on croiroit qu'elles doivent en être pestiférées ; point du tout, ces eaux, à l'exception d'un petit goût fade qu'elles doivent à une portion de matière extractive, sont limpides, salubres ; et bien loin de répandre des miasmes malfaisans, elles contribuent encore à dépurer l'atmosphère des émanations qui peuvent lui venir d'ailleurs. Aussi, et tout le monde peut le vérifier, une ville bâtie sur les bords d'une rivière, est, toutes choses étant égales, plus saine qu'une ville qui, sous la même latitude et la même influence de climat, n'a pas le même avantage.

Qu'y a-t-il donc à faire pour dépurer l'air au moyen de l'eau ? Deux choses sont nécessaires ; l'une consiste à imprimer un mouvement aux eaux stagnantes [§. 65.], l'autre se borne à exposer dans des vases à large ouverture une certaine quantité d'eau qu'il est bon d'agiter de temps en temps. Les anciens qui avoient reconnu l'utilité d'une pareille exposition , avoient institué des fêtes hydrophoriques: les progrès de la physique n'avoient pas encore justifié le motif des cérémonies qu'on y pratiquoit; mais la vérité , dont la voix n'est pas toujours stérile, avoit arraché cet hommage, en consacrant , par une pieuse institution , des usages salutaires.

69. Les pays marécageux, mal sains par leur nature , le sont encore davantage lorsqu'ils sont incultes. On rend leur air beaucoup plus salubre en les cultivant. Les terrains bons par leur nature , mais laissés en friche , deviennent moins bons pour la santé des habitans. Ne pouvons-nous pas attribuer l'insalubrité de cette immense plaine dans laquelle rome se trouve placée , au défaut de culture ou au manque d'arbres et autres végétaux ? Cette plaine étoit anciennement renommée pour sa salubrité , lorsqu'elle étoit bien cultivée et peuplée. De nos jours où elle est presque un désert , elle est si connue pour être mal saine , que les habitans ont appris par l'expérience,

que l'on ne peut y séjourner pendant une seule nuit au milieu de l'été (*a*), sans courir risque de contracter la fièvre. La plus grande partie de la toscane au contraire, qui est bien cultivée et

---

(*a*) Si les végétaux contribuent réellement beaucoup à maintenir la salubrité de l'atmosphère, il sensuit que le temps de l'année où l'air commun a le plus de pureté, doit être le milieu de l'été et le fort de l'hiver, toute autre circonstance égale ; car dans l'été, les plantes ont le plus de vigueur, et dans l'hiver lorsqu'il gèle, la cause générale de corruption cesse. Il faut qu'en général les pays qui ont des eaux croupissantes et qui manquent de plantes et de cultures soient les plus mal sains en été, et sur-tout dans les temps calmes, lorsque les exhalaisons nuisibles ne sont pas emportées par les vents et remplacées par d'autres plus saines qu'ils ont apportées ; ces mêmes pays marécageux doivent encore être mal sains en automne, lorsque les feuilles sont tombées, et qu'une partie de la fermentation putride, entretenue par la chaleur de l'été, continue encore, sur-tout lorsqu'il survient des jours chauds et humides ; car alors la correction de l'air vicié par des exhalaisons putrides ne se faisant plus, l'air doit acquérir une qualité d'autant plus mal-faisante, que le lieu l'infecte d'une plus grande partie de ces exhalaisons. Il faut qu'en tout pays, l'air soit insalubre lorsqu'en hiver le temps est chaud, parce que dans un tel temps, la fermentation putride reprend, et que la surface de la terre, se rouvrant, exhale des vapeurs renfermées dans son sein par le froid. *Expériences sur les végétaux*, etc. Par M. *Ingen Housz*, pag. 139.

peuplée, est un pays si sain , qu'on y pourroit coucher à l'air libre tout l'été , sans craindre de courir plus de danger que si on dormoit dans les maisons. Les immenses plaines de la hongrie sont reconnues pour être insalubres : il leur manque des arbres et de la culture , et dans plusieurs endroits des canaux pour l'écoulement des eaux : ainsi il y a trop d'exhalaisons nuisibles et trop peu de végétaux qui les absorbent. Une grande partie de la plaine dans les environs de vienne en autriche , a peut-être le même défaut que la hongrie ; au moins est-elle en partie assez mal pourvue d'arbres , sur-tout dans les endroits les plus bas , qui en auroient plus besoin que les parties élevées (*a*). Veut-on de preuves plus claires que les pays marécageux sont très-mal sains , et qu'un des moyens de les rendre plus habitables, c'est de les sécher et de les cultiver ? elles sont consignées dans les fastes de l'histoire. *Brown* a remarqué, au sujet de la jamaïque , que les premières colonies des européens qu'on y envoyoit, y périssoient , tellement qu'il falloit les renouveler tous les dix ans , et que , depuis que les marais ont eté desséchés et le terrain cultivé, la vie de l'homme n'y est guères moins courte qu'en europe. Ainsi des premiers euro-

----

(*a*) Voyez *Ingen Housz* , *loc. citat.* pag. 148 à 151.

péens qui s'établirent en pensilvanie et les pays voisins; ils y trouvèrent, dans le plat pays, des marécages dont il sortoit, durant l'ardeur du soleil, des exhalaisons putrides que répandoient les substances animales et végétales corrompues. Les hommes y périssoient des fièvres intermittentes, bilieuses et putrides. Depuis qu'on y a desséché les marais et cultivé le terrain, ces maladies sont disparues, et les hommes y vivent autant que partout ailleurs.

La culture et une végétation vigoureuse sont donc de puissans moyens de corriger l'air mal sain des lieux palustres, puisque, dans les endroits bien cultivés, les exhalaisons nuisibles y sont absorbées par les plantes, pour être détruites et transformées; et les plantes y répandent un air épuré. Mais, comme il paroît que quelques plantes donnent un gaz oxigène plus pur que d'autres, et que quelques-unes ont plus de pouvoir de vicier l'air commun pendant la nuit, il semble qu'on ne peut pas envisager comme indifférent de quelle espèce d'arbres on fait une plantation, lorsqu'on a pour but la salubrité de l'air. Quoique les connoissances qu'on a sur ce point, ne soient pas encore fort exactes, on a cependant observé que les plantes aquatiques, et celles qui aiment le voisinage des eaux et des marais, ont, au plus haut degré, le pouvoir de rendre à l'air impur sa bonté naturelle ; et c'est dejà un bienfait particulier de la providence , que le saule et la persicaire brûlante , qui aiment sur-tout les fonds bourbeux des eaux stagnantes , où se trouve ordinairement tant de gaz hydrogène , végètent le mieux dans les sols marécageux , comme pour absorber les émanations putrides des palus dont elles paroissent singulièrement avides. La conferve , la capucine , parmi les plantes ; le platane, le peuplier , l'orme , le bouleau , le pin , le sapin et tous les arbres qui contiennent de la térébenthine , sont d'autant plus précieux pour les lieux palustres , que , fournissant le gaz oxigène le plus pur , ils en corrigent mieux les effluves mortifères des terrains impurs et limoneux. On sait combien les idées des persans sont favorables au platane qui est un arbre très-commun en perse , et sur-tout aux environs d'ispahan. On connoît le respect symbolique que les anciens avoient pour les forêts. Ils ne savoient pas jusqu'à quel point les arbres peuvent désinfecter l'air souillé par des émanations virulentes ; mais ils avoient appris combien il est utile d'élever , au moyen des plantations, des barrières entre les étangs et les habitations. Ces barrières réunissent de grands avantages , puisque par leur mobilité , elles servent à agiter l'air ; par leur forme , elles arrêtent en partie les effluves corrompus ; enfin , par leur nature, elles s'en saisissent et les transforment. C'est ce qu'en partie avoit très-bien jugé *Aldrovande*, en faisant valoir les avantages d'un bois placé au midi de bologne (*a*). *Lancisi* vit, dans l'épidémie de 1695 à rome, des preuves frappantes de l'utilité dont fut la forêt *di Madama* pour les habitans des quartiers qu'elle protégeoit des émanations qui sortoient de quelques foyers infects (*b*); et il est reconnu dans une partie du bas-languedoc, que les pinèdes qui bordent la côte, sont très-favorables aux villes, qui, sans elles, seroient plus souvent exposées aux effluves destructeurs que la plage et les marres circonvoisines exhalent pendant la saison mal saine. La partie septentrionale du bas-languedoc, garantie autrefois des émanations marécageuses de la partie méridionale de cette province, et des fièvres qui en proviennent, par de vastes forêts, en reçoit les funestes influences, depuis que ces forêts sont coupées pour la plus grande partie.

70. Quand des eaux croupissantes répandent l'infection, ce seroit ne voir les choses qu'à demi, si l'on portoit seulement ses vues sur l'air qui en est corrompu, et si l'on ne cherchoit pas à

(*a*) *De plantis et arboribus*, lib. 1, trait. 1, cap. 2 de fago.

(*b*) *loc. citat.* p. 97.

détruire le méphitisme, en attaquant le vrai foyer
de corruption, même à l'aide des substances qui
jouissent de cette propriété. Et telle est la chaux,
qui, à la faculté d'arrêter les progrès de la putréfaction, si elle n'est pas bien avancée, joint encore celle de décomposer les vapeurs, en absorbant le gaz virulent qui en fait partie, et d'ôter
l'odeur fétide à la molange la plus infecte. Les marres d'une habitation marécageuse de St. Domin-
gue étoient presqu'à sec dans un temps de sécheresse, et répandoient une odeur pestilentielle ;
une épidémie désastreuse composée en partie de
maux de gorge gangreneux, de fièvres putrides
et malignes, exerçoit sa fureur. La cause majeure
de ce fléau étoit manifeste ; il falloit faire cesser
la putréfaction des eaux trop voisines des bâtimens, ou continuer d'éprouver les funestes effets
des miasmes qui s'en élevoient continuellement.
Les chefs étoient déjà tous attaqués de fièvres
intermittentes qui se seroient bientôt changées
en continues ; les désordres auroient été plus
loin encore, si par le conseil d'un praticien judicieux (a), on ne se fût déterminé à faire jeter
dans ces marres dix barils de chaux qui en dé-
truisirent entiérement le gaz malfaisant. Les ma-

(a) M. *Dayille*, observations générales sur les maladies des climats chauds, pag. 70.

ladies

ladies cessèrent, et l'on parvint ainsi, à peu de frais, à prévenir les malheurs qui auroient été la suite de cette funeste putréfaction. Les effets de la chaux sont donc très-propres à nous rassurer contre les résultats des eaux stagnantes et ceux de la vase, puisque dans le premier cas, la chaux en pierre ou en poudre, et que, dans le second, la chaux en lait sont capables de refréner les effluves les plus pernicieux. Il y a plus, la chaux neutralise la molange qu'on retire des ports, des canaux, des égouts (a), et détruit ainsi les inconvéniens qui pourroient résulter de son déplacement et de son transport. Si la chaux manquoit d'énergie en quelques circonstances, on pourroit l'augmenter en y ajoutant un alkali fixe quelconque, soit concret, soit en liqueur; car, d'observation faite, ce mélange a suffi pour désinfecter les fosses d'aisance les plus méphitiques (b).

71. Tel est l'ensemble des moyens [§. 54 à 71]

(a) La vase et la molange varient dans leur nature, suivant les matières qui la composent. La molange la plus dangereuse est celle dans la formation de laquelle entrent les lavures des vaisselles, les eaux de lessive, de fumiers, de savon, etc., etc. Aussi il faut prendre beaucoup plus de précautions à leur égard, étant infiniment plus malfaisantes.

(b) Voyez l'avis sur les fosses d'aisance par M. *de Marcorelle*, pag. 7 de l'édition en français et en anglais.

qui, dirigés avec activité contre l'atmosphère des pays mal sains et les foyers qui lui fournissent des émanations virulentes , peuvent arrêter l'infection et détruire le germe des maladies qu'elle suscite. Mais pour cela , les habitans des lieux palustres ne sont pas dispensés des précautions que le voisinage des marais doit leur inspirer [§. 53]. Exposés sans cesse aux funestes effets de leurs effluves, ils doivent tout diriger contre les atteintes des maux dont ils sont menacés. Choix et disposition des bâtimens , propreté du corps et des habitations, sage retenue dans l'exposition en plein air , discernement dans les alimens et les boissons , règle dans le mouvement et la veille, dans le sommeil et le repos, attentions dans l'état des excrétions , juste proportion dans les affections de l'ame : tout doit être prévu , raisonné et parfaitement entendu. Comme les causes occasionnelles règlent ordinairement le sort des miasmes morbifiques , on sera toujours sûr d'en affoiblir l'énergie , ou d'en détourner les coups , lorsqu'on sera assez prudent que de se mettre en garde contre le concours si favorable de ces causes.

72. Il est sans contredit d'une importance majeure que les villages , les hameaux et les maisons de campagne soient à la plus grande distance possible des palus ; que les rues des villages

soient bien pavées, entretenues dans une grande propreté, et s'il se peut, alignées dans la direction des vents cardinaux; que leurs places publiques, leurs alentours, leurs environs soient plantés d'arbres [§. 69.], arrosés, quand il se peut, avec des ruisseaux d'eau vive [§. 68.] et toujours cultivés [§. 69.]. Si ces lieux sont à l'abri des vents salutaires par des mornes, par des collines, par des forets, il faut enlever les uns et essarter les autres; en revanche, s'ils sont trop exposés aux effluves des marais, on élève entre deux, des murs, des haies, et mieux encore des plantations d'arbres [§. 69.]. Souvent les moindres changemens dans les lieux, suffisent pour en éloigner les maux endémiques et les rendre salubres. *Empédocle* fit fermer la gorge d'une montagne, et délivra, par cette précaution, la ville d'aggrigente, des maladies pestilentielles que les vents du midi y apportoient. De nos jours, l'insalubrité du cap a été diminuée par l'aplanissement de quelques monticules voisines de cette capitale de l'île saint-domingue (a). Des bois considérables et touffus faisoient à peine, de l'île d'oleron, un pays habitable; ces vastes forêts furent coupées, et le séjour de cette île a

____

(a) *Dazille*, *loc. citat.* pag. 14.

été désormais plus salubre (*a*) ; elle le seroit bien davantage, si, en se desséchant naturellement, les marais salans n'y occasionnoient des maladies (*b*).

Puisqu'il est important de mettre son habitation à l'abri des miasmes marécageux, et aussi loin, qu'il est possible, des foyers qui les répandent, les maisons de campagne, situées au voisinage des palus, ou entourées de larges fossés, dans lesquels l'eau croupit en été, ne peuvent être que mal saines dans le temps où leurs riches propriétaires quittent la ville pour les habiter. Des observations très-décisives nous ont donné quelquefois des preuves frappantes de cette vérité. Citons, entr'autres, une famille opulente, dans le sein de laquelle les fièvres se sont comme naturalisée, depuis qu'elle a acquis une belle maison de campagne, dont les jardins sont entourés de fossés spacieux que les chaleurs de l'été dessèchent inégalement. Dans les individus de cette famille, non seulement le premier accès de fièvre est toujours survenu après quelques semaines de séjour à la campagne, mais encore lorsque les fébricitans bien remis en apparence,

---

(*a*) Journ. de médec. milit., tom, 1, p. 415.

(*b*) Mém. de la soc. roy. de médec., tom. 1, pag. 135. hist.

se sont hasardés à y aller passer une journée ; ils ont été, le soir même, souvent attaqués d'un nouvel accès qui, tantôt a été sans suite, et tantôt a été le prélude d'une rechûte plus ou moins opiniâtre. Cependant, cette famille se nourrit également bien à la ville et à la campagne ; ses habitudes sont à peu près les mêmes, etc. Si jamais on détruit les fossés de cette maison des champs, en la privant d'une partie de ses agrémens, à coup sûr on la rendra d'une salubrité peu commune.

En empêchant les vaisseaux d'ancrer dans des havres trop resserrés, et dans des anses où l'eau croupissante exhale une odeur marécageuse; les équipages, de remonter des rivières qui traversent des plaines palustres; les soldats et les matelots, d'être transférés dans des hôpitaux bâtis dans des lieux mal sains ; les armées de camper dans le voisinage des marais : on les garantira sans peine des maux qui proviennent des émanations putrides des palus. Plusieurs médecins en ont fait la remarque. *Lind* a vu les fièvres sévir à portsmouth et sur les bâtimens ancrés dans le havre près de la vase, tandis que ceux qui vivoient à bord des vaisseaux mouillés à spithéad, sous la même influence de régime, étoient pleinement à l'abri de l'endémie (a). *Lind*

____

(a) *Loc. citat.*, tom. 1, pag. 222.

rapporte , que l'équipage d'un vaisseau fut dé-
solé par les fièvres et les flux , tant qu'il resta à
la portée des lieux infects , et qu'il en fut exempt
aussitôt qu'on l'eut fait éloigner à environ un
mille et demi du lieu de son premier encrage
qui le rapprochoit trop des palus (*a*). Aussi , en
observateur judicieux , *Lind* propose-t-il d'établir
des vaisseaux comptoirs pour le bien du com-
merce , et des vaisseaux-hôpital pour le service
des malades , lorsque , par une position trop dé-
savantageuse , les endroits maritimes peuvent
exposer à des dangers certains , ceux qui sont
contraints de séjourner dans leur voisinage.

73. C'est une pratique très-salutaire , lorsqu'on
reste auprès des marais , d'avoir les ouvertures
de son habitation à leur opposite ; comme
lorsqu'on élève une maison sur un sol humide ,
de la bâtir sur un lit profond de galets ou de bri-
quetage , et si ces précautions n'ont point été
observées , d'éviter d'habiter les rez-de-chaussée.
Les maladies affligeoient *Varron* et ses soldats
dans le port de corcyre ; convaincu qu'elles provenoient des miasmes marécageux du lieu dans
lequel il séjournoit , il parvint à en détourner les
effets , en fermant les ouvertures du côté du sud ,
qu'il fit remplacer par d'autres qu'on pratiqua du

(*a*) *Ib.* pag. 114.

côté du nord (*a*). Le séjour de la lorraine , en raison d'un excès d'humidité , pouvoit être contraire à la santé des romains qui cherchoient à s'y établir : convaincus de la nécessité de corriger les désavantages du terrain , ils ne bâtirent leurs édifices que sur un plan solide formé par l'assemblage de morceaux de terre cuite (*b*). L'île de corse est en plusieurs endroits fort insalubre et mal saine : instruits à se méfier des exhalaisons dangereuses du sol , les corses ont en horreur les rez-de-chaussée et même les premiers étages ; ils cherchent de préférence les logemens exhaussés , éloignés de tout foyer d'émanations putrides , et où le libre passage des vents donne de la fraîcheur, et prévient la stagnation de l'air qui se corrompt quand il n'est pas agité , comme l'eau se croupit quand elle n'est pas en mouvement (*c*). Cependant nos villageois , nos paysans , plongés à cet égard dans la plus funeste insouciance , semblent ne se plaire que dans des rez-de-chaussée, dont quelquefois le niveau est même au-dessous de celui de la rue. La petite ville de frontignan dans le bas languedoc est , au rapport de M. *Chap-*

(*a*) *De re rustic.* lib. 1 , cap. V.

(*b*) Mém. de la soc. roy. de méd. , tom. 1 , pag. 76, des mém.

(*c*) Journal de médec. milit. , tom. VI , pag. 418-9.

tal (*a*), une preuve de ce que nous venons de dire. Les rues y sont plus basses que le sol extérieur de la ville, de façon que l'eau et toutes les immondices de la ville, croupissent devant les portes. Les rez-de-chaussée, qui sont les seules parties habitées par le peuple, sont encore plus bas que la rue, et ne reçoivent de jour que par la seule moitié de la porte qui n'est pas enfouie, ou tout au plus par une petite fenêtre placée à côté; en sorte que les malheureux qui les habitent, ne respirent que l'air empoisonné de la rue, qui n'étant point renouvelé dans ces grottes, s'y vicie encore plus, et devient mortel. On conçoit sans peine ce que ce doit être, lorsque plusieurs malades se trouvent réunis dans ces souterrains; non seulement ces habitations n'ont pas leurs semblables, mais l'imagination n'en peut point créer d'aussi vicieuses. Pour corriger une disposition aussi funeste, il faudroit relever de quelques pieds les rues principales de cette ville, et donner par ce moyen, de l'écoulement aux eaux : on forceroit par-là le peuple à habiter son premier étage, et ce moyen violent ne contribueroit pas peu à lui procurer la santé. On pourroit employer, pour relever les rues, les ruines et les débris

---

(*a*) Mém. sur les causes de l'insalubrité des lieux voisins de nos étangs, etc. pag. 16 et 18.

des maisons inhabitées, ce qui seroit plus que suffisant, et procureroit un autre avantage, celui de donner à l'air une libre circulation.

74. Le manque de précautions à ce dernier égard, influe tellement sur la qualité de l'air des habitations, qu'il y a une différence insigne entre celui que respirent les riches dans des appartemens spacieux, et l'air que se procure le pauvre dans ses cases étouffées et mal construites. Si la disposition des bâtimens, si les vices des lieux et de la saison portent une atteinte marquée à la salubrité de l'atmosphère, on aura recours, pour y remédier, soit aux moyens qui peuvent lui imprimer des ondulations salutaires, soit à ceux qui peuvent corriger ses pernicieuses altérations. Dans ce dernier cas, on réussit, pour l'ordinaire en allumant des feux dans les maisons ou sur les seuils des portes [§. 67.], en faisant de la fumée dans l'intérieur des logemens [§. 66.], en arrosant fréquemment le sol avec de l'eau froide ou avec du vinaigre [§. 68.], enfin en faisant brûler du soufre (*a*), de la poudre à canon [§. 65.],

---

(*a*) La propriété dépurative de ce minéral a été reconnue dès la plus haute antiquité, puisque *Homère*, par la bouche *d'Ulysse*, lui donne la préférence, lorsqu'il s'agit de purifier l'air corrompu par des émanations putrides. *Vanhelment* porte jusqu'aux nues l'efficacité d'un mélange de soufre, de poix et de sel décrépité. Du reste dans sa

ou bien encore en se servant de l'antiméphitique
de M. de *Morveau*, qui résulte, comme on le
sait, du mélange de l'acide sulphurique et du
sel marin non décrépité, et même un peu humide.
Quant aux moyens de renouveler l'air dans les
appartemens, les riches peuvent y parvenir au
moyen des ventilateurs; les artisans et les pauvres peuvent remplir le même but, soit par la seule
agitation des portes de communication, soit par
l'agitation souvent répétée des draps, etc. On
conçoit aisément, dit fort bien M. *Ingen Houz* (a),
avec quelle facilité on peut renouveler tout l'air
d'une chambre par la seule agitation de la porte,
ou par le mouvement violent d'un drap, ou par
quelque autre moyen qui force l'air, de changer
souvent de place, et de se mêler avec l'air libre.
Deux ou trois minutes suffisent pour renouveler
tout l'air d'un grand appartement. Malheureusement on ne pense pas à un moyen si simple et si
facile à employer en tout temps, sans dépense,
sans embarras de machines, dans des chambres
étroites, sur des vaisseaux armés où le grand
nombre des hommes entassés infecte l'air dans

combustion, le soufre exhale une grande quantité d'a-
cide: et nous dirons ailleurs [§. 91-98.], que les
acides corrigent les miasmes marécageux.

(a) Expérienc. sur les végét., pag. 144. note.

l'intérieur du bâtiment, et y engendre trop souvent des maladies putrides et contagieuses.

75. Aux choix et à la disposition des bâtimens, il faut joindre la propreté des habitations, et sans doute celle des personnes. Quelle horreur en effet de voir, sans aucune aversion, les immondices s'accumuler de toutes parts, de tolérer, même dans l'intérieur de ses maisons, des cloaques les plus abominables de saletés, de vivre quelquefois, dans une seule pièce, de concours avec plusieurs individus, et même avec une foule de divers animaux domestiques, comme le font si souvent les paysans, et comme on le pratique quelquefois dans les vaisseaux ! Aussi dans ces lieux, où la propreté domestique est comptée pour rien, les maladies y règnent toujours d'une manière endémique ; les maux les plus simples acquièrent de la malignité ou deviennent pestilentiels, et les hommes sont les victimes des fléaux qu'ils se sont attirés. Sur les flottes et dans les armées, ajoute M. *Ingen Houz* (a), cette malpropreté, dont les conséquences paroissent devoir être nulles, sappe, dans ses fondemens, le pouvoir des nations les plus puissantes ; et ceux, qui ont appris à bien apprécier la vraie valeur de chaque chose, ceux-là connoissent toute l'in-

---

(a) *Loc. citat.*, p. 46. note.

fluence de la malpropreté des soldats et des matelots sur la perte et la destruction des hommes.
On sait que le capitaine *Cook* conserva tous les
hommes de son équipage, malgré les fatigues
d'un voyage de 3 ans et 18 jours, et qu'une
extrême propreté fut une de ses principales ressources. Il faut donc donner à son habitation
toute la salubrité dont elle est susceptible, et
pour ne rien oublier à cet égard, on en écartera
tous les foyers de corruption ; on en lavera de
temps en temps le pavé (a), on en fera blanchir
les murs par intervalles avec un lait de chaux,
et très-fréquemment on en arrosera le plancher
avec du vinaigre, bien mieux avec le vinaigre
des 4 voleurs. En outre, les maisons des paysans
doivent être exactement pavées ; leurs murs doivent être au-dedans parfaitement crépis, et les
animaux domestiques doivent y être séquestrés
des hommes. Dans les vaisseaux, les soins doi-

(a) Cette habitude est poussée trop loin dans quelques
pays, et pour lors elle est nuisible bien loin d'être avantageuse, comme elle le seroit si elle étoit maintenue dans
de justes bornes. M. *Daignan* a fait ce reproche aux
habitans de calais, et avec d'autant plus de fondement, que
la grande humidité qui est propre à l'atmosphère de
cette ville et au sol sur lequel elle est bâtie, expose les
habitans à des maladies que l'habitude de laver trop fréquemment les pavés, favorise et renforce.

'vent être plus rigoureux encore , parce que le nombre d'individus est trop grand relativement à l'espace qu'ils occupent.

76. Dès que les miasmes marécageux pénètrent le plus ordinairement dans les corps à la faveur des absorbans de la peau [§. 43] , il semble , au premier aspect , qu'une extrême propreté des personnes est plus favorable que contraire à leur inhalation. Mais lorsqu'on vient à observer les choses de plus près ; quand on considère tous les maux que la malpropreté (*a*) peut produire, notamment les torts qu'elle fait au cours de la transpiration , on s'aperçoit bientôt que cette malpropreté nuit à plus d'un titre , soit que la crasse rebutante qui couvre la peau, en fermant ses pores, retienne les humeurs excrémentitielles auxquelles ils doivent livrer passage ; soit que cette même crasse , en agaçant continuellement les absorbans de la peau, facilite le repompement des immondices dont elle est enduite , et qu'ainsi des molécules grossières ou septiques parviennent dans l'océan des liquides pour les altérer. En vain nous opposeroit-on l'exemple de ces artisans que les vapeurs cor-

---

(*a*) Voyez la dissert. de M. *Platner* , *de morbis ex immunditiis* , dans le premier volume de ses opuscules , pag. 70, §. XVII. et suiv. pag. 90.

rompues de leurs atteliers ont paru préserver de certaines épidémies régnantes ; parce qu'on ignore si une prérogative aussi heureuse dépendoit plutôt de la malpropreté dans laquelle vivoient ces ouvriers , que des émanations particulières fournies par le genre même de leurs opérations. En vain nous objecteroit-on que les habitans peu policés ou sauvages des pays chauds ou des climats tempérés, instruits par le besoin , s'oignent de liqueurs ou de matières grasses , pour garantir leur corps presque nu, non seulement des trop vives impressions de la chaleur et de la froidure, mais encore de la pénétration des vapeurs ambiantes dans des cabanes trop ouvertes ; parce qu'on ne sait point si ces onctions agissent plus en obstruant les pores qu'en favorisant la transpiration , comme l'a conjecturé *Lorry*. L'influence des mœurs des peuples de l'orient sur la santé et les progrès de la contagion , lorsqu'une peste horrible les frappe et les poursuit, nous instruit mieux combien la propreté sert à écarter les miasmes pestilentiels , et combien une extrême négligence et la saleté les enveniment , et en déterminent l'action sur les corps. Ceux qui, attachés à leurs rites religieux , se purifient plusieurs fois le jour en se lavant les mains , et observent de se maintenir dans une propreté scrupuleuse ; ceux-là vivent sains et dispos au milieu

de la contagion qui détruit le bas peuple ; et sur-
tout *cette classe d'artisans qui , exerçant des pro-
fessions abjectes , ne craignent pas de vivre dans
la plus dégoutante saleté* (a). Où sont, d'entre les
médecins , ceux qui ignorent qu'on ne sauroit ,
durant les épidémies désastreuses, trop recommander la propreté de la part de ceux qui appro-
chent les malades , et les exhorter de changer
d'habits autant qu'il est possible , de tenir exposés
à l'air ceux qui ont déjà servi ou de les passer
dans de l'eau , de se laver fréquemment les mains
et le visage , de s'en faire sur-tout une loi après
avoir touché aux habits et au linge du malade , etc. La propreté dans les personnes est
donc un objet d'une très-grande considération
pour se préserver des maladies qui proviennent
des émanations palustres ; et sous ce point de vue,
il convient souvent de se laver les mains , le visage
et les pieds , même de temps en temps tout le
corps , avec de l'eau animée par du vinaigre ou
de l'eau-de-vie ; de changer de linge assez souvent pour se tenir net ; d'exposer par intervalles
les matelats ou la paille sur laquelle on couche ,
au soleil , afin de les sécher complétement de

____

(a) Voyez *Pringle* mal. des arm. tom. 1, pag. 174, et
tom. 11, pag. 165. — et sur-tout le rédacteur de la gazette
de santé , ann. 1788, n°. 16 , pag. 61.

l'humidité dont ils sont naturellement imbibés ? enfin de se faire frotter quelquefois tout le corps avec un morceau d'une étoffe un peu rude. Tout cela n'empêche pas que nous ne puissions regarder les onctions grasses comme utiles aux travailleurs dont les jambes sont continuellement dans la vase ; nous reviendrons ailleurs [§. 99.] sur ce point, et nous tâcherons de déterminer les avantages dont il peut être.

77. Si l'habitant des pays marécageux n'oublie pas que l'air qu'il respire contient des principes malfaisans, il évitera de s'y exposer dans le temps où cet élément est le plus insalubre : comme lorsqu'on travaille à des desséchemens, et dans tous les temps, le matin avant le lever du soleil, dans la soirée, et notamment pendant la nuit. Quelques mal-sains que soient les lieux avoisinés des marais, l'expérience a démontré que l'air y est peu malfaisant en été pendant le jour, mais qu'il l'est beaucoup le soir et pendant la nuit. La raison de ce phénomène n'est pas difficile à trouver, si l'on se rappelle ce que nous avons déjà eu occasion de dire à ce sujet.[§. 34.] La chaleur du jour, en raréfiant l'air, dissipe les exhalaisons nuisibles de la terre, et les oblige de monter avec l'air raréfié et devenu par là plus léger. Ainsi, ces exhalaisons sont en partie devenues inertes, étant divisées ; tout comme les particules d'humidité

midité deviennent insensibles dans l'air échauffé, et elles sont en partie montées au-dessus de la région où les hommes respirent. Mais, dès que la fraîcheur de la nuit commence, les émanations septiques qui continuent encore à exhaler des sources innombrables de corruption, qui existent sur la terre, restent flottantes dans l'air, sans monter dans la région élevée de l'atmosphère ; et même une grande partie des exhalaisons qui étoient déjà hors de la portée des hommes retombent, étant condensées par le froid, et devenues plus pesantes. C'est alors qu'elles exercent un pouvoir d'autant plus dangereux sur ceux qui s'y trouvent exposés, que les corps ont été déja énervés par les fatigues de la journée, et qu'ils cherchent plus avidement la fraîcheur meurtrière de la nuit, comme un dédommagement des feux qui les ont consumés pendant le jour.

Cependant, dans les climats brûlans, les équipages des vaisseaux ne peuvent guère s'approvisionner que pendant la nuit ; mais comme d'expérience plusieurs fois réitérée, ceux qui descendent à terre dans le voisinage des palus, pour y prendre la subsistance des bâtimens, sont bientôt après, du moins pour l'ordinaire, surpris par une fièvre d'accès, ou une fièvre rémittente maligne, qui les tue quelquefois avec beaucoup de promptitude, on doit ne faire approvisionner les vaisseaux que par les naturels du pays, ou bien observer, pour ceux qui quittent leurs bords, les précautions dont nous parlerons ailleurs. [§. 92.] Si l'on est contraint de passer la nuit dans un lieu mal-sain, on doit, si l'on reste en plein air, allumer des feux [§. 67], se couvrir autant qu'il est en son pouvoir, et même user de quelques autres moyens, dont nous ferons valoir dans un autre temps [§. 92] les avantages et la nécessité. Ceci concerne principalement les sentinelles et les troupes de mer, qui, étant plus à portée des lieux suspects, courent aussi plus de risques de ressentir les effets des effluves qu'ils fournissent. Pour les y soustraire, on se gardera d'exercer les soldats de marine de trop grand matin ; pendant la saison la plus nuisible, on les cantonnera sur des endroits secs et élevés. Quand on met les sentinelles en faction, il faut ne les y laisser que le moins qu'il se peut, et leur donder à fumer, pendant qu'ils sont en exercice, un peu de tabac ou quelque herbe aromatique. Si le poste est mauvais, on tiendra tout auprès un feu allumé, ou on leur donnera un surcroît de vêtement ; au retour, on les obligera de se chauffer, et de prendre d'autres habits, surtout s'ils ont été mouillés par la pluie, même par la rosée, ou s'ils ont été pénétrés par des

brouillards. Combien de fois n'avons-nous pas
vu des vagabonds occupés à la contrebande du
sel de gabelle, être affligés de fièvres intermittentes. A les en croire, ils désignoient et le
lieu et l'heure de la nuit où ils s'étoient sentis
frappés : car ces hommes vils n'échappent à l'œil
vigilant des lois, qu'en se livrant, pendant les
ténèbres de la nuit, à leur odieux trafic ; et les
ateliers où l'on fabrique le sel, sont toujours
des lieux très-insalubres (*a*). Mais ces hommes
qu'un coupable intérêt éblouit sur le sort infa-
mant qui les menace, connoissent des préservatifs pour se soustraire aux maladies. Ils se mu-
nissent de pipes et de tabac pour fumer, de l'eau-
de-vie pour boire, et des alimens aromatiques et
forts pour manger ; ils croient que les ails, les
échalotes, le fromage préparé au poivre et au
vinaigre, sont de prophylactiques assurés, et
qu'avec eux ils n'ont rien à redouter de l'élément
insalubre qu'ils affrontent.

(*a*) A cervia, ville d'italie, où il y a des salines, l'air
est si mal-sain, que les papes ont accordé à tous ceux qui
ne peuvent pas payer leurs dettes, de s'y choisir un asyle
dans lequel ils ne peuvent point être inquiétés par leurs
créanciers. Malgré ce privilége cervia est désert, et ceux
qui s'y retirent, payent un tribut à la nature qui ne les
exempte pas.

78. On n'a point encore assez fait dans les pays marécageux, bas et humides, quelques attentions qu'on prenne d'ailleurs à éviter les influences d'un air mal-sain, si l'on a oublié de se soigner sur une partie de la diète la plus généralement salutaire ; nous voulons parler des vêtemens, et l'importance de cet objet est plus grande qu'on ne le croit communément. Dans les lieux où la chaleur du jour contraste d'une manière tranchante avec la fraîcheur des soirées, il est peu de gens assez sages pour varier le nombre de ses vêtemens en proportion de la température. On dédaigne ces précautions qu'on croit inutiles, et l'on ne pense pas que, si les feux que l'astre du jour répand, exigent de se dépouiller de ses habits, le rafraîchissement que l'absence du soleil introduit dans la température, demande qu'on fixe dans l'économie vivante, par des vêtemens convenables, ce degré de chaleur dont l'exercice des fonctions a besoin, et qui tend toujours à se dissiper en vertu de la puissance attractive des corps ambians, ou de l'équilibre vers lequel tend toute espèce de liquide. On sait que les maladies aiguës se contractent par le refroidissement [§. 34.]. On peut donc avancer que l'insuffisance des vêtemens est plus contraire à la machine, qu'une foule de causes contre lesquelles on a soin de se mettre en

garde, et qui le méritent bien moins que l'article
si essentiel de l'habillement. Si, dans une armée
navale, les chefs jouissent d'une bonne santé, et
sont à l'abri du scorbut qui afflige les matelots,
c'est que, indépendamment d'une moindre fatigue, les officiers ont l'avantage d'être vêtus plus
chaudement, d'avoir un plus grand nombre d'habits pour changer, et d'être conséquemment moins
exposés que le matelot à rester mouillés et sales.
Coock, ce capitaine éclairé qu'on ne sauroit trop
citer, lorsqu'il s'agit d'un plan propre à conserver la santé des marins, avoit si bien senti cette
vérité, et y avoit fait une si sérieuse attention,
qu'il ne négligea pas de soustraire, autant qu'il
fut en son pouvoir, son équipage aux feux dé-
vorans de la zone torride, et aux glaces du cercle polaire antarctique. Des tentes dressées sur le
tillac défendoient ses gens des ardeurs d'un soleil brûlant, et des capotes d'une forte étoffe de
laine, munies d'un capuchon, les mettoient à
l'abri des rigueurs des frimats. Dans toutes les
positions, il songeoit à purifier son vaisseau par
des feux qu'on transportoit dans toutes les parties à la faveur d'un poële ; il prenoit toutes sortes de précautions pour tenir les hommes, les
hamacs, les habits constamment propres et secs
[§. 76], et la propreté la plus scrupuleuse étoit
entretenue entre les ponts. Mais arrivoit-il aux

matelots d'être mouillés, il y avoit des habits tout prêts pour les faire changer ; et cette règle qu'une discipline rigoureuse imposoit d'observer, n'étoit pas le moins utile des préceptes qui contribuoient à maintenir la santé et à écarter les maladies.

Ainsi, dans les pays marécageux, le soin de se vêtir, spécialement aux équinoxes, et sur-tout le soir, forme une loi qu'il est d'autant plus dangereux d'enfreindre, que les moindres écarts favorisent l'action des miasmes morbifiques, et peuvent développer les fièvres d'accès et les maladies putrides. Si l'on peut obvier à cela, c'est en quittant tard et en reprenant de bonne heure les habits d'hiver ; c'est en ayant recours à quelque surcroît dans ses vêtemens, toutes les fois que des vents frais ont, en été, rafraîchi la température ; c'est quand les soirées commencent à être plus fraîches, à ne jamais s'exposer en plein air, sans être habillé plus chaudement qu'on ne l'étoit dans la journée ; c'est enfin, notamment pendant la nuit, quand la saison est humide, ou après des inondations, d'avoir la tête plus couverte qu'à l'ordinaire, de se vêtir chaudement, d'avoir des habits très-propres, et de coucher dans des lits garnis de rideaux. D'observation constante, les vêtemens du peuple sont froids, parce qu'ils sont sales. Ils sont en outre pénétrés d'une humidité grasse qui nuit à la transpiration, et ils absorbent facilement l'humidité de l'air : inconvéniens auxquels il importe de remédier après les inondations, soit en lavant leurs vêtemens à cette époque, soit en choisissant les meilleurs qu'on ait.

79. Puisque le mauvais régime et les mauvaises eaux, sans produire directement les fièvres d'accès, les déterminent et les favorisent, des alimens sains et des bonnes eaux peuvent détourner, jusques à un certain point, l'action des causes locales, et même faire résister plus ou moins de temps les corps à leurs dangereuses atteintes. Dans les pays marécageux, les hommes doivent aimer la tempérance, et la diète forte, en général, leur est très-convenable ; aussi les stimulans, les liqueurs, les boissons fermentées, le café (*a*), les assaisonnemens, la bonne viande, les fruits acides enveloppés d'une écorce aromatique, comme les oranges, enfin les végétaux et les fari-

---

(*a*) M. *Tudescq* a observé qu'à frontignan, petite ville située au voisinage des marais, très-mal saine et sujette aux fièvres intermittentes, les personnes les plus mal-portantes sont celles qui prennent du quinquina d'une manière immodérée, et que celles qui font un grand usage du café, sont, en général, moins sujettes aux maladies et aux infirmités que les autres. *Journ. de médeç.*, tom. 71, pag. 197.

neux, leur sont-ils universellement utiles. Et comment l'usage des stimulans ne seroit-il pas avantageux, lorsqu'on cherche à corriger le vice de constitution dû à l'influence du climat ? Quel est le malheureux attaché à la glèbe, quel est le manouvrier sans cesse sur le chantier, qui ne succomberoit pas sous l'anéantissement que déterminent des chaleurs soutenues, si le vin, si l'eau-de-vie, si des mets un peu piquans ne concouroient à relever des forces toujours prêtes à s'éteindre davantage ? Aussi, lorsque l'allemand se fortifie avec son kirken wasser, que l'habitant des pays-bas a recours à son eau-de-vie de genièvre (*b*), l'ardent américain se console avec son taffia, et d'autres nations jouissent des bienfaits de l'eau-de-vie. Ce n'est pas que de pareilles boissons n'entraînent après elles, si on en abuse, de grands inconvéniens, puisqu'elles raccornissent la fibre, qu'elles épaississent les fluides et coagulent la lymphe ; mais prises avec modération, elles agissent bien différemment, car elles préviennent l'atonie, et combattent avec énergie la disposition au relâchement ; elles aident et excitent même les sécrétions, en invigorant tout le système ; enfin, elles doublent, pour ainsi dire,

---

(*a*) Voyez le mémoire sur les effets de l'eau-de-vie de genièvre, etc. par M. *d'Aignan.*

l'activité du principe vital, et servent ainsi d'antidote aux miasmes qui assaillent les corps de toutes parts. Nous dirons plus, et sans l'usage de ces liqueurs fortes, il est bien difficile d'arracher les travailleurs au cruel sort dont ils sont menacés. Prises le matin, elles les prémunissent contre les atteintes des effluves auxquels ils vont être exposés ; bues dans le courant du jour, elles leur fournissent une boisson corroborante, extrêmement profitable ; données le soir, elles les raniment et rendent à leurs organes énervés cette force qui leur est si nécessaire pour repousser le délétère qu'ils peuvent avoir absorbé. Ce n'est pas cependant qu'il ne faille user de ces stimulans avec une sage modération. Ceux qui ne se sont déguisés ni le bien qu'ils procurent, ni les maux que leur abus fait naître, ont proposé de ne les administrer que mêlées avec une suffisante quantité d'eau, et corrigées avec le jus de limon, ou le vinaigre et le sucré (a). On sait que, moins à craindre que l'eau-de-vie, le bon vin est du plus grand secours pour les habitans des lieux palustres, et qu'il est même fort aisé d'accroître ses vertus avec des substances (a) appropriées. Du

______

(a) Voyez M. *Dazille*, observat. génér. sur les malad. des climats chauds, pag. 50.

(b) MM. *Banau* et *Turben*, indiquent dans leur mémoire sur les épidémies du Languedoc, pag. 92, le vin médicinal

reste , plus les pays sont bas , humides et froids, et plus l'usage modéré des stimulans devient profitable ; plus la diète animale doit l'emporter, à beaucoup d'égards, sur le régime végétal, et plus l'usage immodéré des boissons aqueuses chaudes , qu'une mode dangereuse a introduit en plusieurs endroits, est funeste, puisqu'elle favorise le relâchement des solides que l'épaississement des sucs complique toujours, du moins pour l'ordinaire.

80. *Pringle* a fait observer que depuis que l'usage des végétaux, et des fruits , (il auroit pu ajouter des farineux) est devenu plus fréquent, les maladies pestilentielles , les fièvres putrides, et le scorbut sont plus rares en europe. Ces substances en effet forment la partie la plus saine de notre diététique, et comme leur usage prévient jusques à un certain point l'altération des liqueurs, il est très-recommandable dans les pays marécageux, sur-tout de la latitude méridionale. Les substances farineuses en aliment doivent être d'autant plus prisées, qu'étant ascécentes , elles

suivant, comme un puissant préservatif des maladies marécageuses. Prenez des sommités de genêt dont le pied est rouge , deux poignées ; pilez-les à demi et faites-les infuser dans une pinte (32 onces) de vin blanc pendant deux jours. On en prend deux ou trois doigts avant de sortir.

sont, par leur nature, opposées à l'effet que nous attribuons au mauvais air, c'est-à-dire, qu'elles sont très-capables de combattre et encore plus de prévenir l'alkalescence qui forme la disposition des humeurs dans les maladies palustres. Par leurs sucs aqueux, ascécens et savonneux, les végétaux modèrent la fermentation des fluides ; détendent les solides crispés, refrènent la bile, et vont au-devant de la dépravation putride. Mais les fruits convenablement mûrs et de bonne qualité, réunissent, aux facultés des meilleurs remèdes, les propriétés des alimens les mieux choisis. Ils ont seuls assez de vertus pour adoucir les fluides, pour abaisser la chaleur animale, pour modérer le ton des forces motrices, enfin pour aider la dépuration qui doit se faire constamment par les excrétoires. Quand les bons fruits manquent, les maladies sont plus communes, les fièvres se répandent davantage. Par quelle fatalité leur reproche-t-on souvent de procurer des maux qu'ils préviennent avec tant d'efficacité ! Ce sont les mauvais fruits qui produisent les maladies, dont les bons fruits sont les préservatifs efficaces. Ce n'est pas que ces alimens, quelques précieux qu'ils doivent paroître, puissent être pris sans mesure et sans règle. L'action digestive est trop foible dans les pays chauds et pendant les chaleurs, pour qu'on puisse se livrer indiscrétement à l'usage de ces substances qui , très-fermentesci-bles , peuvent exciter certains désordres , même ouvrir la porte aux accidens qu'on cherchoit à exclure. C'est parce que les organes de la diges-tion n'ont pas ce degré d'énergie qui leur est propre , que les végétaux aromatiques et ceux qui tiennent lieu d'assaisonnemens , conviennent beaucoup aux habitans des lieux palustres. Aussi l'oignon , l'ail , le poivre , le gingembre , qui font les délices des paysans , leur sont-ils générale-ment salutaires.

81. Il ne suffit pas de donner la préférence aux alimens qui entretiennent une bonne transpira-tion et diminuent conséquemment l'absorption , comme sont , entre autres choses , les herbes po-tagères , la viande blanche rôtie , le bon vin vieux , etc. ; mais il convient encore d'être sobre dans ses repas , de fuir le mélange indigeste de plusieurs mets souvent très-contraires les uns aux autres , sur-tout de ne point sortir le matin à jeun et d'éviter également la crapule et la disette. Le précepte de ne point s'exposer aux impres-sions de l'air palustre sans avoir mangé ou pris quelque chose , a été vivement senti par tous ceux qui , ayant réfléchi sur l'action des effluves marécageux sur nos corps , et sur la propriété absorbante de ceux-ci lorsqu'on est à jeun , ont vu que la légère diminution que subit le pouvoir

vital pendant le sommeil, étant probablement la cause des mauvais effets qu'éprouvent les gens peu accoutumés à l'air des lieux marécageux, lorsqu'ils y passent la nuit, exige d'être rétablie le plutôt possible. *Lancisi*, que nous ne pouvons nous dispenser encore de citer après tant de fois, recommandoit à tous les habitans de rome de ne jamais sortir le matin, dans les temps mal-sains, avec l'estomac vide ; mais de se prémunir d'un morceau de pain trempé dans du vin ou de toute autre chose (*a*) capable de fortifier cet organe ; il poussoit même l'attention jusqu'à leur prescrire de ne point ouvrir les fenêtres sans avoir déjeûné, toutes les fois que l'insalubrité de la saison exposoit leur santé d'une manière plus déterminée ; et telle est la précaution que ne manque guère d'avoir cette classe de manouvriers qui se livrent à l'agriculture. Instruit par l'habitude traditionelle autant que par l'exemple, ils observent

---

(*a*) Il recommande aux gens maigres, un peu de pain roti trempé dans du vin, et à ceux qui ont de l'embonpoint un peu de vinaigre thériacal avec une bouchée de pain grillé. Il parle avec éloges, d'après *Galien*, des avantages qu'on peut retirer de l'ail, et croit qu'il est également salutaire de prendre à son gré un peu de thériaque, de l'ail, du vin ou de posca-rosat, qui est un oxicrat fait avec de l'eau et du vinaigre rosat. *loc. citat.*, p. 157.

assez constamment de faire un repas (*a*) le matin avant de sortir de chez eux pour se rendre
aux champs ; et comme ils mangent souvent
pour lors des substances piquantes , des mets
bien assaisonnés , qu'ils boivent du vin pur et
même des liqueurs fortes , on peut dire , qu'à cet
égard , ils s'assujettissent volontairement à la règle
dont nous venons de faire valoir l'importance.

82. Evitez également la disette et la crapule ,
disoient les anciens , si vous voulez vous soustraire aux suites si souvent fâcheuses de l'inclémence de l'air. Ils étoient fondés. Un mauvais
régime et l'excès dans les plaisirs de la table ,
donnent lieu à des crudités qui , se ramassant
dans les premières voies , ou s'accumulant dans
les vaisseaux , nuisent de toutes les manières à
l'économie animale , et deviennent une matrice
favorable au développement des miasmes marécageux. Une diète trop peu substantielle énerve ,
et tout ce qui tend à affoiblir les forces de la
machine animale , rend le corps susceptible de recevoir les impressions des causes morbifiques ,
qui , sans cela , ne se seroient point faites sentir.

(*b*) Les habitans de la campagne et les travailleurs appellent ce repas , tûer le ver. Cette expression , toute grossière qu'elle est , donne cependant l'idée d'un effet
salutaire.

N'oublions pas de le remarquer ici ; dès qu'un régime trop tenu ouvre la porte aux maladies, les gens de la campagne doivent être plus exposés aux fièvres et aux maux de toute espèce, parce qu'en général ils se nourrissent peu, quoiqu'ils mangent beaucoup. Ou les alimens, auxquels ils sont forcés de donner la préférence, sous un grand et un pesant volume, contiennent trop peu de sucs nourriciers, ou ces mêmes alimens, dont le poids est relatif à la quantité de matière fibreuse qu'ils contiennent, ne tenant pas long-temps dans l'estomac à cause de leur pesanteur, se rendent bientôt dans le canal intestinal, accompagnés de la véritable nourriture qu'ils entraînent. Dans l'un et l'autre cas, l'homme n'est pas suffisamment nourri, et dès-lors il manque de forces pour fournir à ses travaux et autres fatigues inséparables de son état ; ses membres affoiblis par des exercices laborieux, ne sauroient prendre aucun délassement ; ne réparant pas au-delà de ses pertes, tout sentiment en lui s'énerve ; il devient très-susceptible des différentes influences de l'atmosphère et des autres vicissitudes. Que ces hommes ou durs ou légers, qui disent vaguement que les cultivateurs et les ouvriers ne doivent manger que des alimens grossiers, ne nous répètent donc plus des propos aussi inconséquens qu'ils sont dangereux. On ne

peut point en disconvenir ; un des moyens d'assurer à la patrie une riche population , et à l'agriculture des bras vigoureux , c'est que l'homme
du peuple soit bien substanté , que les alimens
dont il fait usage , renferment assez de molécules
nutritives pour réparer la dissipation qui se fait
continuellement de nos liqueurs , et qu'elles ne
contiennent aucune substance capable d'accélérer
ou d'affoiblir leurs effets ; car , soit qu'une nourriture se trouve insuffisante , ou trop légère , ou
trop grossière , elle entraîne des inconvéniens
semblables qu'il faut éviter ; elle rend principalement l'homme plus sujet aux épidémies.

83. Ce seroit bien en vain qu'on choisiroit
avec discernement les alimens qui paroissent être
les plus convenables , si on étoit insouciant sur
la qualité des eaux potables. On sait , et nous
l'avons fait observer [§. 41], que les mauvaises
eaux sont très-dangereuses , parce qu'en croupissant , elles se dénaturent , elles perdent l'air pur
auquel elles doivent une partie de leur salubrité ,
et se saturent d'un air malfaisant , auquel elles
doivent une partie de leurs funestes effets. Ainsi
l'eau des marres , qui, dans plusieurs pays , est la
seule boisson des hommes et des animaux , est
mauvaise sur la fin des étés remarquables par leur
sécheresse. L'eau des citernes n'est pas moins
contraire , lorsqu'après de longues chaleurs , il
tombe

tombé tout à coup une forte pluie qu'on reçoit sans attention dans ces réservoirs, avant que les matières hétérogènes, répandues dans l'air et sur les toits, ayent eu le temps de se précipiter. Enfin, l'eau des puits n'est pas meilleure dans les pays bas et marécageux, par rapport aux filtrations trop faciles dans ces fonds perpétuellement abreuvés. Pour se procurer de bonnes eaux, il faut ou construire de bonnes cîternes ou corriger les eaux qu'on a à sa disposition.

84. Et d'abord quant à la construction des cîternes (a), elle est d'autant plus avantageuse, qu'il est très-facile par là de se procurer de la bonne eau avec un moyen très-simple, très-sûr et très-peu coûteux. Mais il faut porter ses attentions, et dans l'établissement des cîternes, et dans la manière d'y ramasser les eaux de pluie. Si dans la construction de ses réservoirs, on ne bannit pas toute sorte de plâtre, si l'on n'évite pas soigneusement que les insectes, qui recherchent les endroits humides, ne s'établissent dans ce souterrain, si l'on manque d'agiter l'eau de temps en temps, et de nettoyer avec soin les parois et le fond du bassin, on n'aura qu'une mauvaise eau chargée

____

(a) Voy. M. *la Hire*, mémoir. de l'acad. roy. des sciences, ann. 1703. -- Journal de médecine, tom. 74, pag. 32. -- *Chaptal, loc. citat.* pag. 21-2.

de sélénité, privée d'air, et saturée de principes malfaisans ou d'une substance extractive très-susceptible de fermentation. D'un autre côté, on ne se procurera pas l'eau de pluie la plus pure, et on n'évitera pas la corruption qui ne s'établit que trop souvent dans les citernes où se rend indistinctement toute l'eau qui tombe, si, comme nous l'avons déjà insinué, pour ne pas ramasser confusément avec l'eau de pluie, qui, sans contredit, est la plus pure que nous connoissions, les immondices qu'elle entraîne et qu'elle a trouvé soit dans l'air, soit sur les toits, soit dans les tuyaux qui la dirigent, ce qui établit dans cette eau ramassée, une fermentation qui la dénature, et la rend dégoutante et mal-saine ; si, disons-nous, on ne rejette pas la première eau qui tombe, en détournant le tuyau de la citerne pendant le premier temps de la pluie, pour ne commencer à la recevoir que lorsque les toits sont bien lavés. Non seulement l'expérience a fait connoître que les dernières eaux d'une pluie et sur-tout d'un orage sont infiniment plus pures que les premières, parce que la première eau qui tombe balaye l'atmosphère de toutes ses impuretés, et que la dernière n'est que l'eau sans mélange ; mais encore elle a démontré que la pluie d'orage contient presque toujours du sel marin en abondance, tandis que les pluies douces

n'en donnent pas. On bonifie les eaux en les exposant au soleil, et les agitant avec un instrument
de bois, en les faisant bouillir, filtrer à travers le
sable, ou bien en leur mêlant un peu de vinaigre
et même une solution d'alun. L'agitation, l'ébul-
lition, la filtration ôtent à la mauvaise eau une
partie de ses funestes qualités, parce que ces
procédés facilitent l'évaporation des gaz et de
l'esprit recteur putrides, la précipitation des
substances hétérogènes, et l'absorption d'une
quantité plus ou moins grande d'air. Si ces
moyens ne suffisent pas pour enlever les substances salines et les sels terreux qui rendent
quelques eaux crues et pesantes, il faut les précipiter en les faisant bouillir avec une petite quantité de sel et d'huile de tartre, ou à son défaut
avec un peu de cendre ordinaire ; il se fait un
dépôt au fond de l'eau ; on la tire au clair, on
l'expose à l'air, et elle jouit alors des qualités
qu'on y recherche. Enfin l'addition si aisée du
vinaigre, de l'acide vitriolique ou de l'esprit de
sel dulcifié (a), prévient jusqu'à un certain point

___

(a) Si dans les lieux où la putridité est le plus à apré-
hender, et dans les saisons où le danger en redouble, on
fait un usage fréquent de bierre et d'eau de rabel, mise en
quantité suffisante pour donner à l'eau une agréable acidité, l'on aura proportionnément moins à craindre de la
contagion. Mais ce qui mérite les plus grands éloges, c'est

les mauvais effets d'une eau mal-saine. S'il faut en
croire le docteur *Lind*, un peu d'alun jeté dans
une eau insalubre, ne communique à cette boisson rien de désagréable ni de dangereux, et la
transforme très-bien en une eau bonne et
salutaire.

85. Un autre moyen de donner aux boissons
une qualité supérieure, c'est de les mettre à la
glace, et de les prendre toujours très-fraîches.
En Italie et en Sicile l'usage des liqueurs glacées
passe pour être un préservatif. *Plempius* rapporte
que les fièvres putrides étoient beaucoup moins
fréquentes en Sicile, depuis que l'usage de mettre
les boissons à la glace avoit prévalu. *Balthazar
Pisanello* a vérifié qu'à Messine le nombre des
morts avoit diminué de mille par année, depuis
qu'on s'étoit accoutumé à faire rafraîchir les
boissons avec de la neige; et nous avons nous-
mêmes habité un pays très-marécageux, exposé
par conséquent aux fièvres et aux autres maladies qui y sont endémiques, dans lequel il est
constaté par l'opinion publique, que les maladies

---

l'esprit de sel marin dulcifié, pris dans la même proportion d'agréable acidité; dans de l'eau rose ou à son défaut
des corsonère ou de chardon bénit. C'est peut-être le plus
grand antiseptique connu. On en prend un verre le matin
à jeun. Mém. sur les épid. du Languedoc; pag. 91-2.

ont diminué de moitié depuis qu'on y connoît les avantages de boire à la glace. D'expérience faite, les années où cette ressource a manqué, les fièvres ont été plus communes. La raison en est simple sans doute. Le froid est astringent, il augmente la force et l'action des solides, il épaissit les humeurs ; de-là ses avantages dans les pays marécageux où, par une influence pernicieuse du climat, les solides sont relâchés et les liqueurs tendent plus ou moins vers la dissolution.

86. Comme les exercices outrés, ou, ce qui est la même chose, les grandes fatigues entrent dans la classe des causes prédisposantes des fièvres d'accès et des maladies putrides, il faut avoir grand soin de ne pas outrepasser la mesure qui paroît propre à chaque constitution, et de garder une proportion moyenne entre le mouvement et le repos, entre l'exercice et la veille. Les excès sont dangereux en tous lieux ; mais ils le deviennent bien davantage, lorsque vivant dans une atmosphère infecte, les corps n'en repoussent les atteintes dangereuses que par le degré de force qui leur est propre, et par l'attention qu'ils portent à se maintenir dans la plus grande vigueur. Un exercice modéré est utile à l'économie animale, il fortifie le tempérament, il facilite l'ordre des fonctions, et par la faculté qu'il a

d'accroître l'action du système général des forces, il conserve la santé, et écarte au loin la
maladie et le dépérissement. Un exercice immodéré, par ses effets diamétralement opposés,
amène aussi des résultats très-contraires. Devenu
fatigue, il mine lentement la constitution, il
pervertit la série des mouvemens harmoniques
des corps vivans, il force l'action des excrétoires, il ruine la santé et provoque mille maux.
Comment résister alors au funeste pouvoir des
agens qui nous attaquent sans cesse ? L'énergie
du principe vital étant diminuée, l'action tonique s'affoiblit dans les solides et dans nos liqueurs.
Attaqués par des miasmes malfaisans, ceux-là
n'ont plus que des mouvemens irréguliers et
foibles ; pénétrés par ces principes destructeurs,
ceux-ci s'infectent, se dépravent et subissent des
fermentations anomales : de cette double confu-
sion, sortent des désordres qui se multiplient de
toutes parts, les miasmes marécageux produisent leurs derniers effets, et les fièvres se développent. Combien donc n'est-il pas essentiel que
les temps de fatigue (a) soient justement com-

(a) L'habitant des pays marécageux n'a pour l'ordinaire
qu'une récolte et une saison de travail ; aussi passe-t-il sa
vie entre l'indolence et la fatigue ; double malheur qui
contribue encore à le rendre plus misérable, en ce qu'il est
par-là plus sujet aux maladies.

pensés par ceux du repos, et que les travaux de
la veille soient adoucis par les douceurs du sommeil ? S'agit-il de soigner la manœuvre d'un vaisseau ; à l'exemple du capitaine *Cook*, on divi-
sera l'équipage en trois parties, afin que les matelots ayent un repos proportionné à la fatigue.
A-t-on à faire avec des journaliers, on évitera
de leur donner des prix-faits, de crainte que,
par cupidité, ils ne se forcent par des travaux
qui sont au-dessus de leurs facultés. Mais, que
ceux que la fortune soustrait aux fatigues inséparables d'une vie pénible et dure, n'imaginent
pas de trouver, dans un repos presque absolu,
le préservatif des maux qui tombent sur l'arti-
san épuisé de travail. Le repos outré énerve autant que la fatigue ; et lorsque les chaleurs de la
saison nous portent à l'indolence, c'est alors
qu'il faut redoubler de zèle, se vaincre et se livrer à un exercice d'autant plus salutaire, que
en entretenant notre santé, il peut nous prémunir contre l'endémie.

87. Un nouveau moyen, parmi les plus efficaces, de parvenir au même but, c'est de faire
attention à l'état des excrétions. Leur dérangement suppose le mal, ou l'annonce et le précède.
Si la transpiration se supprime, si le cours de la
bile est suspendu, si la constipation a lieu ; si les
règles sont arrêtées, l'économie naturelle est en

suffrance ; les fonctions sont dérangées, le pouvoir du principe vital est diminué, et dès-lors
les miasmes morbifiques agissent avec toute leur
énergie. La suppression de la transpiration, le
dérangement et l'inégalité de cette excrétion, sont
sur-tout formidables. C'est en pesant les influences de cette cause, que l'auteur (a) du mémoire
couronné par l'académie de bordeaux, sur les
épidémies qu'occasionne ordinairement le desséchement des marais, cherche à expliquer comment l'air marécageux pervertit l'ordre de nos
fonctions, et parvient à introduire dans nos liqueurs, cette altération, cette alkalescence qui
forme le caractère principal des épidémies marécageuses. Les praticiens, dit cet auteur (b),
jugeront comme moi, que l'air marécageux est
d'une pesanteur qui opprime les corps, qu'il en
presse la surface, jusqu'à causer une sorte de
concentration, et que cette pression est très-
capable de causer un étranglement dans les pores;
ils soupçonneront aux miasmes une acreté qui
excite une crispation sur toute l'habitude du
corps ; nouvelle cause du resserrement de la
peau ; ils verront comment la suppression de la
transpiration qui produit si souvent des accidens

____

(a) M. Fournier-Choisy.

(b) Loc. citat. pag. 12.

inflammatoires , lorsqu'elle arrive tout-à-coup , doit, au contraire ici, causer la fonte du sang, en s'y remêlant peu à peu, et nuisant ainsi, par cette dangereuse assimilation , à la parfaite élaboration des fluides.

88. La propreté des vêtemens convenables, un exercice modéré , de bons alimens, sont ce qui favorise le mieux la transpiration, et assujettit son cours à une régularité toujours salutaire. On sait combien la lotion journalière du corps avec l'eau froide contribue à fortifier la constitution, à favoriser les importantes fonctions de la peau , et par là à produire le même effet prophylactique. Aussi, suivant le témoignage de M. *Raymond* (a), le sieur *** qui a resté 25 à 30 ans, d'abord en qualité de commis ; ensuite de gouverneur de la compagnie à la cale en afrique, s'est constamment garanti des influences si meurtrières des exhalaisons marécageuses du pays par les bains froids pris journellement. Si cet exemple, que le succès rend décisif , ne sert pas de règle dans les lieux palustres , du moins devroit-il encourager à se laver fréquemment toute l'habitude du corps , et même à prendre , par intervalles , un bain d'eau très-

____

(a) Mém. de la société royale de médecine de paris, tom. IV, pag. 78, mém.

tempérée ou fraîche. Les habitans des cantons
maritimes auroient un double avantage à se servir de l'eau de mer, puisque cette eau est tout
à la fois délayante et détersive, apéritive et tonique. Mais, dans tous les cas, comme le contact
des eaux bourbeuses expose à des dangers, on
doit empêcher les enfans de s'aller vautrer dans
les eaux sales, suivant leur vicieuse coutume;
et les adultes qui ne craignent point d'aller pêcher dans les eaux stagnantes des poissons aussi
mauvais au goût, qu'ils sont funestes à la santé,
doivent bien se garder d'entrer tout nus et sans
précautions dans ces dangereux réservoirs d'eaux
croupissantes. Du reste, comme les premières
voies sont le plus souvent en mauvais état chez
les habitans des lieux palustres, ce seroit une
très-bonne habitude pour ceux qui sont sujets
aux maladies, de prendre un purgatif simple
deux fois l'année, au renouvellement des saisons.
Cette précaution ne suffisant pas pour ceux qui
portent des empatemens dans les viscères, et
dont le sang abonde en parties grossières et crues,
ils doivent avoir recours à l'usage soutenu des
purgatifs toniques : tels sont les pilules de *Ruffus*
et tous les composés analogues.

89. Entretenir les principales excrétions dans
un équilibre moyen par l'exécution des lois que
prescrit la diététique, c'est se ménager les agré-

mens d'une vie heureuse et longue. Mais ces attentions seroient insuffisantes, si on ne portoit
également ses vues sur l'état des sécrétions ; et
comme celle de la liqueur séminale est une des
plus importantes, c'est aussi sur elle qu'il faut
porter une attention plus sévère. *Celse* en a fait
expressément la remarque. Occupé à prescrire les
règles qui apprennent à prévenir les fièvres putrides occasionnées par les exhalaisons malignes
des palus, il n'oublie pas de le recommander.
Qu'on évite, dit-il, la fatigue, le mauvais régime
qui engendre des crudités, les extrêmes en froid
et en chaud, l'excès des plaisirs de Vénus ; qu'on
craigne même de se lever trop matin, de pro-
mener les jambes nues, et sur-tout de se prome-
ner après sa réfection : car si l'observance de
ces préceptes est utile pendant qu'il règne des
maladies graves, elle n'est pas moins profitable
durant les épidémies marécageuses. C'est ainsi que
dans ces temps de calamités, il faut être sévère
en tout, et prendre bien garde à ne point s'affoiblir en aucune manière, pour ne pas donner plus
de prise à l'action du miasme contagieux. Nous
devons faire remarquer encore, que puisque la
salive s'imprègne aisément de ce miasme virulent, on doit la rejeter, et ne l'avaler que le
moins rarement possible, même lorsqu'on a pris
la précaution de la pénétrer de quelques corpus-

cules antiputrides, comme nous le dirons ailleurs
[§. 92.].

90. Les passions tristes de l'ame diminuent
fortement le pouvoir vital, et sont ainsi favorables au développement des épidémies. Suivez cet
homme abattu par le découragement, rongé par
les peines, abymé sous le poids du malheur, il
n'évitera pas le trait cruel qui le menace; il sera
le premier à être frappé par la maladie, il en
sera même la première victime. Disposé d'une
manière si cruelle à en recevoir les atteintes,
son mal est toujours grave, toujours voisin de
la malignité, et comme le découragement est,
dans les maladies, l'expression du danger, il est,
dans l'état apparent de santé, le précurseur du
mal et son annonce certaine. Pendant les épidémies, la terreur propage la contagion, les cha-
grins la renforcent, les inquiétudes la déterminent, la joie et la sécurité l'éloignent et la dé-
tournent. Par-tout et en tout temps, le calme
de l'esprit, ce présage assuré de celui du corps,
confirme la santé et détruit quelquefois certaines
dispositions morbifiques. Si vous voulez rendre
le malheureux plébéien moins sujet aux fièvres,
moins exposé aux maux cruels qui le dévorent,
soulagez-le dans sa misère, consolez-le dans ses
afflictions; et bien loin de le vexer pour perce-
voir des impositions auxquelles sa santé et sa

pauvreté lui refusent de pourvoir, montrez-lui
dans le prochain avenir des ressources fécondes
dans le terrain sur lequel il languit. En desséchant ces terres inondées, dont les effluves corrompent son existence, présentez-lui l'espoir de
ne plus manquer de pain. Alors, plein de confiance, rassuré sur son sort et celui de ses enfans,
la gaieté s'emparera de son âme, la joie soutien-
dra son courage, et muni, à cet égard, d'un
puissant antidote, il affrontera, avec plus d'impunité, les causes qui, dans des circonstances
moins favorables, auroient suffi pour décider
une maladie, et avec elle, le désespoir d'une
famille éplorée.

91. C'est ainsi que les habitans des pays marécageux peuvent trouver en eux-mêmes des ressources [§. 71 à 91] plus ou moins assurées
contre l'action des causes endémiques. Les lois
de la diététique plus nécessaires pour eux que
pour ceux qui habitent des contrées plus saines,
peuvent, si elles sont observées, les protéger et
les défendre. Témoins ceux, qui vivant dans des
climats insalubres, peuvent, à la faveur de l'opu-
lence dont ils jouissent, détourner les influences
les plus pernicieuses en apparence. Logés com-
modément, propres chez eux, réservés avec
l'élément dans lequel ils sont obligés de vivre,
nourris avec des alimens sains qu'ils mangent

avec frugalité, désaltérés par des boissons agréa-
bles et saines, fortifiés par un exercice convé-
nable, délassés par un repos proportionné, tranquilles sur l'équilibre que leurs excrétions gardent entre elles, et calmes dans leurs passions,
ils se conservent en santé dans le temps même où
les fièvres exercent leur fureur sur ceux qui, par
insouciance ou par nécessité, se livrent à des
pratiques contraires. Cet exemple peut et doit
servir de règle aux voyageurs [§. 53] qui suivent des routes dirigées à travers les marais, ou
que des affaires appellent dans des contrées basses
et palustres. Mais comme pour cette classe d'individus, les miasmes morbifiques paroissent avoir et
ont, en effet, une plus grande intensité, et que les
précautions qui peuvent les en garantir, ne sont
que celles du moment, il doit y avoir quelques
préceptes qui les regardent plus particulièrement,
et de l'exécution desquels dépend le bonheur
d'affronter la contagion, sans courir les risques
d'y succomber.

92. Nous ne reviendrons point ici sur les détails qui viennent d'être présentés [§. 72 à 90]
pour garantir les habitans des pays marécageux
des maux qui règnent endémiquement parmi eux.
Nous dirons seulement que les mêmes moyens
conviennent d'autant plus rigoureusement aux
étrangers, qu'en s'exposant à l'action des effluves

palustres ; ils peuvent en être très-cruellement affectés. On sait que c'est en traversant les marais du palatinat, que le célèbre et infortuné *Pollich* ; à qui nous devons l'excellente histoire des plantes de cette contrée, fut attaqué d'une fièvre qui termina ses jours à l'âge de 38 ans. (*a*). Ainsi donc, si les voyageurs s'occupent réellement de leur santé lorsqu'ils seront obligés de traverser un pays fort mal-sain, ils choisiront, autant qu'il leur sera possible, un temps où il fait du vent : car, ces météores dissipent les exhalaisons nuisibles, les chassent et les remplacent par de meilleures. Ils se mettront en marche pendant le jour plutôt que pendant la nuit dont la délicieuse fraîcheur pourroit les séduire : pouvant néanmoins s'arrêter pendant la plus forte chaleur de la journée ; et tel est le conseil que *Lancisi* donne aux voyageurs qui vont de rome à florence et de cette ville à rome. Ce n'est pas tout, ils se muniront de quelques substances dont les émanations volatiles, antiseptiques et fortifiantes peuvent diminuer l'énergie des miasmes marécageux. L'aspiration de l'air des palus de la campagne de rome que les italiens nomment *Malaria*, occasionne des maladies épidémiques dont on se ga-

____

(*a*) Mémoires sur les lichens, couronnés par l'académie de lyon, pag. XIV.

rantit, par avis des médecins de rome, en por‑
tant du camphre dans la bouche lorsqu'on traverse
l'atmosphère infectée de miasmes vénimeux (*a*).
D'autres préfèrent l'esprit de vin camphré, l'es‑
prit de vin pur, ou le vinaigre, dont ils prescri‑
vent d'imbiber des éponges qu'il faut présenter
à chaque instant à la bouche ou au nez ; ceux-ci
ont une plus grande confiance dans le vinaigre
thériacal ou dans celui des quatre voleurs, qui, aux
puissantes vertus du vinaigre, réunit les pro‑
priétés que lui donnent les substances aromati‑
ques et alexitères dont il est composé. Parmi ces
moyens et leurs analogues, le camphre mérite
d'être remarqué en raison de sa grande volatilité;
aussi conseillerons-nous d'en mettre dans la bou‑
che, de le porter en amulette, comme le veut
M. *Lind* (*b*), d'en parfumer ses vêtemens : car,
ne vaut-il pas mieux être extrême dans les pré‑
cautions de cette espèce, que d'être à cet égard
dans une sécurité qui peut avoir de fâcheuses
suites ? Il est bon de se couvrir un peu plus que
de coutume, lorsqu'on passe d'un lieu sec dans
un endroit marécageux ; et cette précaution est

______

(*a*) Voyez la réponse de M. *de Berg* à M. *Linguet*, sur
la question, si l'air propage les épizooties, pag. 15.

(*b*) Mém. sur les fièvres et sur la contagion, pag.
261-2.

sur-tout

sur-tout utile pendant le sommeil. Or, quelques
incommodés que les voyageurs puissent être par
la chaleur, ils se garderont bien de coucher dans
une chambre dont les fenêtres seroient ouvertes
pendant la nuit. Arrivés dans une hôtellerie, ils
auront soin de choisir les appartemens dont les
issues ne soient pas au vent des marais. Avant
de s'y retirer, ils doivent y faire brûler du soufre, deflagrer du nitre, y faire allumer du feu
pour quelques instans, et choisir les pièces les
plus élevées. L'air des pays marécageux est mal-
sain, sur-tout après le crépuscule du soir, et
vers celui du matin; ils l'éviteront à ces heures,
ou bien ils redoubleront de précautions pour
en dissiper les effets; notamment ils ne sortiront
jamais le matin à jeun, sans avoir pris quelque
confortatif, au moins une forte infusion d'herbes aromatiques desséchées. S'il leur arrive d'être
mouillés par la pluie qui tombe après une longue
sécheresse, ils se hâteront de quitter leurs habits, d'en prendre qui soient secs, et ils ne re-
prendront les précédens qu'après qu'ils auront
été bien séchés et purifiés : l'expérience ayant convaincu, qu'après de longues sécheresses, l'air
des pays marécageux est tellement surchargé de
molécules pestilentielles, que ceux qui endurent
la première pluie qui tombe, manquent rarement
d'en éprouver une maladie. L'habitude de ne

point avaler la salive lorsqu'on respire un air
infect étant encore utile , ils la rejetteront sans
abus , ils s'exciteront même quelquefois à cracher
par différens moyens , soit en fumant du tabac
ou toute autre substance aromatique , soit en
mâchant différentes plantes ou substances légérement âcres ou irritantes ; c'est sur-tout avant de
manger que cette pratique peut avoir de bons
effets. Comme les alimens sont en général moins
salubres dans ces lieux , que les indigestions y
ont des résultats plus ou moins fâcheux , que les
dégénérations putrides des alimens et des liqueurs
y sont plus familières , ils mêleront avec leurs
alimens des assaisonnemens un peu piquans, tels que
les oignons, l'ail , le serpolet, le raifort , le poivre,
le girofle, et autres substances de cette espèce, qui
corrigent assez bien les mauvaises qualités des
viandes , et relèvent les forces toniques de l'estomac ; et avec leurs boissons , des vins secs et
fortifians , des acides, soit végétaux , soit minéraux, tels que le citron, le vinaigre , le verjus,
l'esprit de sel dulcifié , et autres liqueurs semblables reconnues pour appaiser les fermentations
intestines de nos fluides , corriger la bile qui
tend à la putréfaction, et prévenir les maux qui
proviendroient de cette source. Pour de pareilles
raisons , ils préféreront les végétaux acides ,
amers, ou piquans tels que sont l'oseille , la

chicorée , le cresson ; ils mangeront des oranges avec leur écorce : sûrs de trouver dans ces moyens des ressources propres à les mettre à l'abri des inconvéniens des exhalaisons marécageuses. Au surplus , qu'ils ne se fatiguent point outre mesure par des marches outrées , qu'ils ne s'occupent point au-delà de leurs forces , et que , sévères dans leurs passions , ils gardent une continence plus ou moins rigoureuse ; et sans doute ils auront trouvé le secret de ménager leur vie , et de prolonger cette santé dont ils ont tant de besoin pour leur propre intérêt ; et celui qui à été l'objet de leur mission.

93. Nous n'avons encore considéré les voyageurs que dans les pays marécageux des latitudes méridionales ; si nous les suivons dans les lieux humides et palustres du nord , où nous savons que le scorbut est si commun , nos instructions ne peuvent différer que par des modifications. Le scorbut et la constitution marécageuse se confondent sous tant de rapports , qu'il est bien permis d'avancer , qu'en prélevant du plan que nous venons de tracer [§. 91.] , les moyens généraux que les temps chauds exigent plus impérieusement , on trouvera tout ce qu'il est important de faire dans ces contrées mal saines pour fuir la contagion et prévenir les maladies.

94. Quant aux secours qui conviennent aux travailleurs que le besoin ramène tous les jours vers des sources inépuisables de corruption ; pour bien les indiquer, nous devons examiner ces ouvriers dans deux circonstances différentes, la première, est indépendante des travaux du desséchement et seulement, relative aux opérations agraires habituelles ; la seconde regarde les travaux même du desséchement, et est restreinte aux opérations dangereuses de la destruction des marais, Mais comme le premier point a été suffisamment discuté dans les paragraphes précédens [§. 54 à 93.] où nous avons approfondi, non seulement ce qui concerne les foyers de putréfaction [§. 54 à 71.], mais encore la conduite que doivent tenir ceux qui sont obligés de vivre auprès d'eux, et de s'y exposer [§. 71 à 93.], il nous suffira de traiter ici le second point de notre division, faisant seulement observer que nos avis peuvent ne point être restreints à la classe particulière d'individus pour lesquels ils vont être donnés, et qu'ainsi, à certains égards, ils conviennent à tous ceux qui, dans des circonstances peu favorables de la vie, sont prêts à être assaillis par les mêmes maux, et courent les risques de partager leurs infortunes.

95. Et d'abord, pour ce qui concerne les travailleurs considérés en eux-mêmes, il est bien

important qu'ils ne soient pas de journaliers, qui se rendent le matin sur les lieux du travail, de leurs habitations où ils retournent le soir, mais qu'ils soient des ouvriers réunis en une troupe dont on puisse diriger les mouvemens. Voici le plan qui peut servir à les conduire. Cette troupe ainsi ramassée et soumise à l'inspection vigilante du Directeur général, doit être cabanée en pleine campagne sous des tentes dressées à un quart de lieue ou à demi-lieue du chantier, dans l'exposition la plus favorable, qui, pour l'ordinaire, est le terrain le plus élevé des environs, et placées au-dessus du vent du lieu de travail. Chaque tente, consacrée à loger un certain nombre d'ouvriers, doit contenir des lits posés sur des tréteaux, et élevés à trois bons pieds de terre. Chaque ouvrier doit avoir un vêtement double et composé d'un gilet, d'un sarreau ou d'une redingotte, d'une paire de guêtres, et, pour ceux qui doivent travailler dans la vase, d'une paire de bottines; enfin, il doit y avoir entre le chantier et les cabanes sur la route, un hangar et un bâtiment quarré percé à l'opposite de la palus, et assez vaste, pour servir aux usages pour lesquels il seroit destiné. Ces préliminaires étant remplis, tel est l'ordre qu'on observeroit pour la conduite des travaux. Les ouvriers étant munis de deux vêtemens en réserveroient un pour

la route et pour le travail ; le second ne servi-
roit que pour le temps à demeure dans le lieu
où ils seroient cabanés. Le vêtement du travail
étant en dépôt dans le bâtiment de réserve, les
ouvriers s'en muniroient après avoir quitté, dans
le hangar, celui dont ils étoient pourvus en partant le matin de leur gîte. Pendant la route, ils
porteroient le gilet et le sarreau suivant que la
saison l'exigeroit ; sur le chantier, ils ne garde-
roient que le sarreau qu'ils pourroient même
abandonner lorsqu'ils auroient chaud. De retour
de la journée, ils reprendroient le vêtement
du gîte laissé sous le hangar sur des perches ou
des cordes, ou suspendu à des chevilles, et
quitteroient dans le bâtiment de réserve les habits de travail suspendus de la même manière que
sous le hangar. Quand tous les vêtemens seroient
ainsi déposés, on auroit soin de faire brûler du
soufre, de la poudre à canon, ou tout autre in-
grédient dans un endroit désigné du bâtiment,
et l'homme préposé à cet effet sortiroit soudain
en fermant sur lui les portes et fenêtres. Le
but de ces précautions est, comme on le voit,
de ne laisser sur le corps des ouvriers, que le
moins de temps possible, les vêtemens imprégnés
par les miasmes marécageux, et de désinfecter
ces mêmes vêtemens par des moyens convenables.
Si les travailleurs employés pour le desséche-

ment, ne peuvent point être ainsi attroupés, on doit cependant les engager, en arrivant chez eux, de prendre d'autres vêtemens qu'ils suspendroient dans le lieu le plus commode de leur habitation, et qu'ils auroient soin de purifier au moins en les exposant à une épaisse fumée.

96. Les heures, l'ordre des travaux, et la division des ouvriers devant être réglés avec la même intelligence, il faut ne faire commencer la journée qu'un peu après le lever du soleil, suspendre les travaux, deux, trois ou quatre heures après pour placer un repas qui doit être fait à l'écart dans le lieu le plus convenable, placé sous le vent, enfin, les reprendre jusqu'un peu avant le coucher du soleil. Lorsque les jours sont grands, on doit accorder un second repas aux ouvriers sur le chantier, indépendamment de ceux qu'ils font dans leurs cabanes. Quant à la direction des ouvrages, il faut en établir de plusieurs sortes, qui tous tendent aux mêmes fins; alors, non seulement, on doit placer les indigènes, s'il est permis d'adopter cette expression, dans les endroits les plus infects, comme étant plus familiarisés avec les effluves de la fange marécageuse, et n'employer d'abord les étrangers qu'aux ouvrages les plus éloignés, mais encore on doit occuper les travailleurs le matin jusqu'à dix heures, à ceux qui sont les moins

dangereux , et ne reprendre les autres jusqu'au
soir , que lorsque le soleil est bien fort, ou lorsque le vent du nord souffle ; on doit même relever de temps en temps les ouvriers et changer
leurs occupations. Ce seroit enfin une précaution
bien salutaire de n'employer les travailleurs que
pendant deux ou trois semaines de suite au desséchement , destinant la semaine d'après à d'autres travaux qui se feroient dans le voisinage.

197. Nous avons fait valoir ailleurs l'utilité des
feux [§. 67.] et de la fumée [§. 66.], pour
corriger l'air marécageux, et si ces moyens deviennent jamais indispensables , c'est lorsqu'il
s'agit de dessécher un lieu palustre. Quand les
vents du nord règnent , ces précautions sont inutiles dans les cantons qui avoisinent la mer, parce
que ces vens chassent les effluves marécageux et
les éloignent des habitations et des chantiers.
Mais lorsque les vents méridionaux soufflent, on
ne sauroit trop les multiplier pour prévenir
l'endémie toujours prête à commencer. On doit
donc allumer des feux, de distance en distance,
pendant le travail, sur les deux côtés du chantier ;
on doit encore en allumer çà et là, au milieu des
travaux, et faire le plus de fumée qu'il sera possible , notamment le matin au lever de l'aurore,
et le soir quand les travaux vont finir. On n'ou-
bliera pas, pendant le jour, en l'absence des ou-

vriers, de purifier, par les mêmes moyens ou par d'autres analogues, l'air des fentes, des cabanes et des hangards. Ce qui sera d'autant plus profitable, qu'en désinfectant ainsi l'élément dans lequel ces ouvriers sont obligés de vivre, on éloigne d'eux les insectes (*a*), qui ne sont pas une des moindres incommodités des lieux palustres.

98. Il est impossible, quelles que soient les attentions que portent les ouvriers en travaillant, il est, disons-nous, bien difficile qu'ils ne se salissent avec la vase, et qu'ainsi leur peau ne soit immédiatement en contact avec ce limon marécageux. Pour obvier à cet inconvénient, on obligera les ouvriers à se laver avec soin le visage, les mains, les bras, les pieds et les jambes, tous les soirs quand les travaux auront fini, avec de l'eau à laquelle on aura mêlé du vinaigre, et à cet effet, il y aura, près du bâtiment de réserve, un nombre suffisant de baquets pour fournir à ces opérations. Si elles n'avoient pas lieu, ce seroit, pour ainsi dire, en vain qu'on auroit muni les travailleurs d'un dou-

***

(*a*) Telles sont les mouches, les cantharides, les scarabées, les tipules, les atelabes ou sautereles en état de nymphe, la squille (poisson), les agrouelles, les sangsues, les cousins, etc.

ble vêtement: rien ne les garantiroit de l'absorption du délétère marécageux, si leur peau étoit,
pour ainsi dire, continuellement imprégnée de
la matière dont il émane.

99. C'est pour mettre des obstacles plus insurmontables à la pénétration de ces effluves, qu'on
doit engager les ouvriers à aller de temps en
temps se rincer la bouche avec du vinaigre,
qu'on doit les munir d'une éponge imbibée de
vinaigre simple, ou de vinaigre des quatre voleurs,
pour la flairer par intervalles; qu'on doit les empêcher de travailler pieds nus dans la vase, non-
seulement pour défendre la peau du contact de
ce limon, mais encore pour les garantir de la
morsure des sangsues, des vers et autres insectes aquatiques, et, à cet effet, ne pas permettre
qu'ils entrent dans la bourbe sans leurs bottines
ou leurs guêtres, même leur faire huiler les
jambes, et s'il le faut, les bras; qu'on doit empêcher qu'ils ne dorment étendu le nez contre
terre; qu'on doit, enfin, la veille des travaux,
faire labourer le terrain avec des rateaux à long
manches, des crochets de fer ou des griffes en
forme d'ancres attachées à de longues perches.
On sait que le limon marécageux contient une
quantité plus ou moins considérable de gaz
hydrogène, de gaz azotique; que le piétinement
des hommes les dégage, et que ceux qui sont ex-

posés à leur action, sont menacés des accidens qu'ils entraînent [§. 24.] pour l'ordinaire : par l'opération qu'on vient de recommander, on dégage ces fluides élastiques que la tourbe recèle ; et on soustrait, jusques à un certain point, le lendemain, les travailleurs à leurs funestes im‑pressions. Si malgré cela, dans quelque espèce de chantier que le travailleur se trouve, il lui prend des maux de tête, qui vont quelquefois jusqu'au tournoyement ; s'il éprouve des soulé‑vemens d'estomac qui finissent quelquefois par le vomissement, il faut l'en faire retirer sur le champ, lui laver toute l'habitude du corps avec de l'eau mêlée de vinaigre, lui donner d'autres vêtemens, l'approcher pour quelques instans d'un feu en action, lui présenter à boire un bon demi verre de vin ou une dose de vinaigre des quatre voleurs ; et après un repos de quelques heures, le placer dans la partie la moins insalu‑bre du chantier. Au contraire, si les accidens persistent au bout de 12 ou de 24 heures, on ne doit pas balancer à lui administrer une dose suffisante de tartre émétique [§. 107.] ; pour l'ordinaire, ce remède lui fait rejeter une quan‑tité plus ou moins considérable de bile ; et tous les accidens diminuent et disparoissent. Une dé‑coction de plantes amères pour boisson, des acides et des alimens aromatisés y suffisent ensuite

pour étouffer les germes d'une maladie ultérieure.

190. Le régime des ouvriers étant subordonné
aux circonstances critiques dans lesquelles ils se
trouvent, on doit distribuer à chacun d'eux, le
matin avant de partir, un demi poisson d'eau
de vie, et leur accorder une pareille dose de
cette liqueur à la fin de leur journée en quittant le travail. Le nombre des repas qu'ils doivent faire pendant le jour, est relatif au temps
de l'année, dans lequel on travaille au desséchement. En général, les alimens qu'on leur des-
tine, doivent être tirés des farineux, des légumes
frais, des racines potagères ; et s'il se peut, des
fruits rouges. Au repas, on doit leur accorder
du vin, et dans les intervalles de l'eau, à laquelle il faut mêler du vinaigre. Ce dernier mê-
lange est de rigueur. On sait quels sont les avantages que les soldats romains retiroient de l'usage
du posca. L'eau imprégnée du gaz acide carbonique, seroit également salutaire ; et selon les apparences, ce ne seroit pas sans procurer le plus
grand bien, qu'on distribueroit, de temps à autre,
la boisson antiseptique de *Macbride*, composée,
comme on le sait, avec la dreche mise en poudre très-fine, l'eau, le vin et la castonade fine.
Personne n'ignore que l'orge germée, est émi-
nemment antiputride ; et qu'on a attribué une

grande partie des succès de M. *Cook*, dans son fameux voyage, à l'usage que les matelots firent de cette substance.

102. C'est sans doute à l'aide de ce plan [§. 95 à 101.] qui nous paroît bien concerté, qu'on peut garantir les ouvriers des maladies cruelles dont ils sont ordinairement assaillis, lorsqu'on néglige les précautions, sans lesquelles on ne devroit entreprendre aucun desséchement. Qu'arrive-t-il du manque d'attentions à cet égard ? Les travailleurs tiennent 15 jours, même un mois; les suivans, ils sont rongés par la fièvre, et s'ils n'en périssent pas, ils ont la douleur de consumer chez eux le modique produit de leurs labeurs, ou de passer, dans les maisons de charité, un temps si nécessaire à leur subsistance ou à celle de leurs enfans. Ces dernières années nous ont retracé un exemple fidelle de ces infortunes. Nos hôpitaux ont été inondés et surchargés de fiévreux qui y abordoient par troupes de 30 à 60. C'étoient tous des travailleurs employés, dans une pleine marécageuse, à creuser des canaux de navigation et de desséchement. S'ils eussent été guidés avec quelque intelligence, la majeure partie de cet immense ramas d'hommes n'auroit pas été la proie des fièvres, désolée par des maladies longues, par des rechûtes, etc.

103. Les fièvres intermittentes et les maladies

congénères, sont les maux dont sont communément attaqués les ouvriers qu'on fait travailler
sans précaution à dessécher des lieux palustres
[§. 26.] ; la manière de s'en préserver, doit être
déduite des détails dans lesquels nous avons pris
soin d'entrer. Cependant , comme la méthode
prophylactique est très-souvent négligée , ou
qu'elle est quelquefois sans effet , comme ce point
est des plus importans , et que sa discussion particulière forme un des principaux vœux de la
société royale , nous indiquerons , d'une manière
plus particulière , comment on peut les prévenir
lorsqu'on en est prochainement menacé. On y
parvient, soit en détournant les effets des miasmes marécageux, qui sont la cause matérielle des
fièvres intermittentes, soit en remédiant aux vices de coction qui en sont les causes accessoires,
soit en enlevant les foyers d'humeurs qui en sont
les causes développantes , soit enfin en retenant
dans de justes bornes le cours des excrétions dont
le dérangement en forme les causes secondaires.

164. On oppose aux effets des miasmes marécageux, la fuite , quand elle est praticable ;
des attentions sévères dans le choix des alimens ,
une exactitude scrupuleuse dans la manière de se
loger, de se vêtir , et l'ordre le plus sage dans
la manière de se conduire au sujet des diverses
actions de la vie. Nous nous sommes étendus sur

ces différens objets. Nous avons montré que des alimens sains et pris sobrement, diversifiés suivant les circonstances [§. 79 à 82.]; que des boissons convenables distribuées avec choix et mesure [§. 83 à 85.]; que des habitations rendues salubres par les changemens convenables [§. 73 , 74.] ; que des habits secs, en nombre suffisant et entretenus toujours propres [§. 75 , 78.]; que la continence dans les passions [§. 90.], la modération dans les exercices [§. 86.], la fermeté de l'esprit [§. 90.], etc., étoient les moyens les plus dignes de la confiance de ceux qui sont sous l'influence de l'air marécageux , parce que ces moyens fortifient la constitution, préviennent l'altération des liqueurs, et maintiennent un certain équilibre dans l'ordre de nos fonctions. C'est aux habitans des pays marécageux , c'est à tous ceux qui sont forcés de séjourner dans le voisinage des palus, qu'il importe de suivre ces préceptes d'autant plus précieux sans doute , qu'en contribuant à écarter les maladies , ils mettent en même de jouir de la santé et des agrémens que la vie peut procurer avec elle.

105. Quelle que soit la dégénération que le miasme propre à produire la fièvre intermittente introduit dans l'économie vivante , il est plus que vraisemblable que les premiers produits de cette dégénération sont marqués par un chan-

gement qui pervertit les coctions, et qui porte
le trouble dans les fonctions excrétoires et secrétoires, du moins dans le plus grand nombre des
cas qui accompagnent la production des fièvres
intermittentes. C'est pour remédier à ce vice des
coctions, que nous avons conseillé, dans le régime
convenable aux lieux marécageux, l'usage des
assaisonnemens, celui du vin et des liqueurs fortes
[§. 79 à 81.]. Mais, soit que ces précautions
ayent été omises, soit que l'activité des causes
morbifiques les rende inutiles ou insuffisantes, il
est quelquefois besoin d'employer des secours
plus énergiques. Le quinquina semble devoir être
le remède le plus approprié contre ce vice des
coctions, puisque, en qualité de tonique, il a
la propriété de fortifier les viscères de la digestion, dans le temps que, par sa propriété anti-
spasmodique, il détruit les centres d'irritation qui
s'établissent communément dans ces circonstances, et que, par sa vertu antiseptique, il s'oppose du plus au moins à la dégénération consé-
cutive des liqueurs. Cette faculté du quinquina
a été tellement reconnue dans plusieurs cantons
marécageux, notamment à rochefort, qu'il est
d'usage assez généralement établi, suivant M.
Lucadou (*a*), que les anciens habitans, même

______

(*a*) Mém. sur les maladies les plus familières à Rochefort, pag. 17.

parmi

parmi les gens de l'art, usent dans l'automne du quinquina pour prévenir la fièvre. Dans cette intention, dès qu'ils sentent leurs digestions lésées, languissantes, ils avalent tous les jours, soit à leur lever, soit immédiatement avant leur dîner, un gros de quinquina. J'ai douté, ajoute le praticien qui rapporte cette pratique, pendant quelque temps de l'utilité de cet usage ; je le croyois propre à occasionner des obstructions, et par conséquent à déterminer la formation d'une cause, si non permanente, du moins très-opiniâtre de la fièvre ; en conséquence, lorsque j'étois consulté dans des cas pareils, je conseillois les évacuans ; mais j'ai observé souvent que ces remèdes accéléroient le développement de la fièvre, tandis que le quinquina la prévenoit, toutes les fois qu'il n'y avoit qu'un commencement d'altération des organes épigastriques, sans aucun indice d'obstruction. Je ne crois cependant pas, avec le plus grand nombre des personnes qui usent de cette pratique, que le quinquina ait la même manière d'agir, en prévenant la fièvre qu'en la guérissant, c'est-à-dire, qu'il la prévienne par sa vertu fébrifuge ; mais après avoir recueilli beaucoup d'observations analogues, et après les avoir soumises à un examen réfléchi, j'ai pensé qu'il n'agissoit que comme tonique, qu'il avoit seulement donné quelque ressort à

Q

l'estomac et aux organes épigastriques, et j'ai re-
gardé ces observations comme une preuve con-
firmative de mon opinion sur le vrai siége de la
cause des fièvres intermittentes (*a*). Ajoutons ici
que puisque le quinquina a la propriété de prévenir les rechutes, lorsqu'il est pris le septième
Jour qui suit la guérison de la fièvre, comme l'a
remarqué M. *Selle* (*b*), ou bien à l'époque de la
lune, comme le fait observer M. *Lind* (*c*); il peut
bien arrêter et prévenir le développement d'une
fièvre d'accès, considéré même sous le rapport
de sa faculté fébrifuge. Pendant une épidémie
désastreuse qui régnoit à batavia, un chirurgien
de vaisseau ne put parvenir à s'en garantir, qu'en
prennant du quinquina dans du vin à aussi forte
dose que son estomac pouvoit le supporter (*d*).

106. D'après ces observations, le quinquina
doit être considéré comme un moyen propre à
préserver des fièvres intermittentes ceux qui
sont exposés à l'action des causes qui les déterminent; et comme ce remède agit alors plus par
sa vertu tonique que par la propriété fébrifuge
qu'il possède par excellence, on est fondé à

(*a*) *Loc. citat.*
(*b*) Manuel de médecine clinique, tom. 11, p. 183-4.
(*c*) Malad. des européens, etc., tom. 1, p. 112.
(*d*) Mém. sur les fièvres et sur la contagion,
pag. 160.

lui substituer, avec le même avantage, les diverses substances auxquelles l'expérience a assigné des facultés fortifiantes. Mais de ce que le quinquina et les substances de vertu analogue agissent en déterminant dans les fibres un certain degré de resserrement, il suit que, hors les cas de simple altération occasionnée par les progrès de l'atonie du système, ou des organes de la digestion, le quinquina seroit ou inutile ou dangereux; on emploie alors, avec autant de sécurité que de succès, les substances stimulantes, chaudes, résolutives et fortifiantes : de ce nombre sont les pilules aloétiques et gommeuses, les mixtures salines, quelques préparations d'antimoine et de fer, sur-tout les eaux minérales salées, telles que les eaux de balaruc, prises à doses refractées et continuées pendant le temps nécessaire. Ces eaux, dont nous avons si souvent eu l'occasion de nous louer, sont un stomachique excellent et un incisif efficace. Elles fortifient réellement les organes de la digestion, elles divisent les matières glutineuses qui se sont accumulées dans les divers organes du bas-ventre, et en détruisant dans les viscères, dont ils réveillent les facultés vitales, les congestions humorales, elles détruisent ce levain si nécessaire au développement du principe auquel nous attribuons les fièvres intermittentes.

107. C'est relativement à ce levain, que nous devons regarder l'émétique comme le médicament le plus précieux dans le traitement préservatif des fièvres d'accès. L'émétique a plusieurs effets très-sensibles, qui, tous, peuvent contribuer à détruire le germe de ces maladies. Il chasse au-dehors et par la voie la plus courte, les matières qui croupissent dans les premières voies ; il dissipe le spasme que l'irritation de ces matières procuroit dans le lieu de leur foyer , et dans toutes les parties qui souffroient sympathiquement ; il dégorge les viscères qui participent aux secousses utiles que ce remède occasionne ; il réveille les forces toniques , excite la transpiration , il change en un mot , et de la manière la plus avantageuse , cet ordre particulier de nos fonctions , dont les détériorations plus ou moins lentes jetoient les fondemens d'une maladie. De sorte que ceux qui ont attribué à l'émétique des propriétés évacuantes , toniques , diaphorétiques , antispasmodiques , sont fondés sur des faits bien approfondis , et sur des résultats d'observations incontestables. Combien de fièvres , du moin des contagieuses , dont la formation n'est que l développement ultérieur des germes ou miasme contagieux dont le corps se trouve infecté, se roient guéries et comme suffoquées pendant leur incubation ou dès leur première attaque, par une

méthode appropriée qui est toujours plus ou
moins active ! *Hippocrate* lui-même , *Celse* et
Galien nous en ont averti. Si un habitant des
pays marécageux , dans la saison où les fièvres
d'accès sont endémiques , après s'être exposé
trop long-temps à l'air des marais , sur-tout le
matin ou le soir , se plaint de pesanteur, de
dégoût , sent sa tête lourde , une disposition au
froid , une lassitude au moindre exercice, une
espèce de sensation pénible qu'il rapporte au
creux de l'estomac, une pesanteur douloureuse
dans l'épine du dos, ou dans la région lombai-
re, etc., cet homme est menacé d'une fièvre intermittente, qu'il peut détourner au moyen de
l'émétique et de quelques jours d'usage des
amers. Si cet habitant , un étranger , un travailleur, dans une saison mal saine , après avoir
humé sans précaution les émanations marécageuses , et ressenti plus ou moins de temps après
de légères douleurs de tête , un soulèvement insensible de l'estomac , des pesanteurs dans les
jambes, et une certaine difficulté dans la succession
habituelle des fonctions , se plaint d'un froid qui
tout à coup se répand sur la surface du corps ,
des frissons accompagnés de quelques anxiétés
dans l'épigastre, etc. , de pareils symptômes dé-
cèlent la prochaine invasion d'une maladie fiévreuse ; ils annoncent que le venin contagieux

entre en action. Il est temps encore de le combattre; l'émétique le fait avec supériorité, et nul
autre remède ne peut produire le même avantage. Que celui qui doute de cette vérité se rappelle que le vomissement est un des premiers
symptômes de la plupart des fièvres [§. 38. 43.],
soit que ce phénomène provienne de la surcharge
des entrailles, que la nature cherche à expulser;
soit que la plupart des remèdes agissant sur les
autres parties du corps par l'entremise de l'estomac, ce soit peut-être aussi par cette voie que
la nature fait passer la force de réaction qu'elle
veut opposer aux causes délétères qui l'affectent.
Après l'action si salutaire du vomissement, la
diaphorèse qu'on excite, soit à l'aide des cou-
vertures, soit au moyen des boissons diapnoti-
ques, même avec une bonne dose de thériaque,
comme le veut M. *Fournier-Choisy* (a), supprimé
tout à fait les mouvemens fébriles, en achevant
d'expulser, par la voie des sueurs, les miasmes qui
auroient pu pénétrer dans le sang. Combien de
fois des sueurs abondantes procurées par art, au
moment de l'incubation du levain fébrile, ont-
elles étouffé des fièvres d'accès chez des paysans
accoutumés à l'effet de ce traitement si souvent
salutaire !

(a) *Loc. citat.*, pag. 24.

108. Quant au quatrième moyen de prévenir les fièvres intermittentes, qui consiste à retenir dans de certaines bornes le cours des excrétions dont le dérangement forme une des causes sécondaires de ces maladies, nous ne parlerons ici ni de son importance ni des secours qu'il importe de mettre en usage pour y réussir ; nous nous sommes assez occupé ailleurs de cet objet [§. 87. à 90.]. Il est inutile encore de parler en détail de la manière de se préserver des autres maux qui paroissent dépendre assez particulièrement de l'air marécageux, parce que, en suivant les préceptes que nous avons successivement présentés pour corriger sa funeste influence, et détourner les maladies qui en proviennent le plus généralement, on parvient aisément à se préserver des fièvres putrides, des dyssenteries, du charbon, etc. Contentons-nous d'ajouter au sujet de ces deux dernières affections, que, pour se garantir du charbon, il faut éviter le contact des animaux qu'on peut suspecter être morts de cette maladie, de toucher leurs peaux, de manger leurs chairs. Comme les matières que rendent les dyssentériques sont contagieuses, du moins pour l'ordinaire, on doit les enterrer sitôt qu'elles sont rendues ; les gens sains ne se serviront ni des mêmes latrines, ni des mêmes vaisseaux dont les malades auront usé. De pareilles précautions, utiles même dans

les dyssenteries sporadiques, sont indispensables lorsque cette maladie est épidémique. Il n'arrive que trop souvent que les fièvres intermittentes, les fièvres bilieuses et putrides, et les dyssentéries se détruisent réciproquement, se succèdent et se remplacent dans certains pays, comme pour indiquer les rapports qui lient ces maladies, et montrer que provenant des mêmes sources, elles diffèrent seulement par quelques modifications, et qu'on peut s'en préserver à peu près de la même manière.

109. Nous avons déjà pesé [§. 2 à 108.] sous toute sorte d'aspect, l'influence de l'air marécageux; et après avoir déterminé quelles sont les maladies qui tirent d'elle leur véritable origine [§. 15 à 52], nous nous sommes attachés à détailler les moyens qui peuvent les détourner, et garantir ceux que la nécessité ou les convenances attachent aux lieux mal sains, humides, bas et entourés de terrains fangeux [§. 52 à 108]; il nous reste à parler des remèdes qu'il faut opposer aux maladies dont on n'a pu se préserver : le programme ayant demandé non seulement qu'on détermine les moyens de prévenir les maux qui dépendent des eaux stagnantes et des pays marécageux, mais encore qu'on indique ceux qui doivent y remédier. Quel vaste champ pour nos recherches; si, voulant

approfondir ce troisième point du problème, nous voulions nous étendre sur le traitement des maladies que nous avons considérées comme dépendantes des endroits marécageux. L'intention de la société royale n'est pas telle sans doute, et le plan de cet ouvrage ne sauroit admettre tant de détails. Aussi nous contenterons-nous, dans la discussion ultérieure des objets que nous devons parcourir, de donner quelques aperçus de pathologie ou de thérapeutique : fixant ainsi les vues générales du traitement qui peut convenir à chacune de ces maladies, et complétant, autant qu'il est en nous, la solution de l'importante question que nous avons cherché à résoudre.

· 110. Les maladies qui règnent dans les pays marécageux peuvent être divisées en trois grandes classes ; dans la première, on trouve pour caractère principal la diminution des forces vitales, jointe à un certain degré d'acrimonie et de dissolution, et renfermant les différentes espèces de cachexie, depuis le scorbut jusqu'au simple relâchement des solides ; la seconde est particulièrement distinguée par l'oppression des forces de la vie, et réunit les diverses espèces d'asphixie, sous lesquelles, en donnant à la signification de ce mot une certaine extension, on peut comprendre depuis la simple langueur jusqu'à la mort subite ; dans la troisième, qui em-

brasse les diverses espèces de fièvres, soit intermittentes, soit rémittentes, avec les maladies
congénères, sous une apparence d'augmentation
dans la réaction des forces vitales, il y a réellement un fond de débilité qui rend les alternati-
ves d'excitement et de foiblesse si marquées, les
réchutes si faciles, et les suites des maladies si
longues et si fâcheuses, de manière que dans ces
trois grandes classes d'affections, le rapport qui
en lie les divisions par l'altération radicale du
système des forces vivantes, établit, pour règle
fondamentale, que les toniques, où si l'on veut,
que les excitans et les fortifians doivent faire la
base du traitement général qui convient à toutes
les maladies que les contrées marécageuses produisent et développent.

III. On ne sauroit nous le contester ; dans
cette dépravation de l'habitude du corps et de la
constitution des humeurs, qui constitue la cachexie,
et sous laquelle nous renfermons la cachexie simple, l'hydropisie, la cachexie scorbutique et le
scorbut des marais, nous trouvons tous les signes
qui caractérisent le relâchement des solides, un
défaut d'animalisation des liqueurs, la stagnation
des fluides, leur extravasation, même l'altération
dans les parties constitutives des humeurs. Si le
malade est simplement cachectique, on le recon-
noît à la couleur livide, verdâtre ou plombée

de son visage, à la pâleur de toute l'habitude du
corps ; à la maigreur, à une légère enflure de la
peau, plus apparente au visage et aux extrémités
où l'empreinte des doigts reste pendant quelque
temps. La disposition au froid est plus ou moins
remarquable, et le moindre mouvement du corps
gêne la respiration : le pouls est lent et petit ;
vers le soir il y a un peu de fièvre, quelquefois
il y a des palpitations de cœur. Le dégoût, les
borborigmes, l'élévation de l'abdomen ou des
hypochondres accompagnent cet état. Le ventre
est tantôt resserré, tantôt relâché ; les urines varient en quantité, en couleur et en consistance :
la langueur et la lassitude sont manifestes et perma-
nentes, le sommeil est pesant, les fonctions de l'ame
sont troublées, les jambes au commencement de
la maladie sont enflées vers le soir, et ensuite elles
restent toujours dans le même état à quelques
nuances près. Si le mal s'aggrave, il dégénère,
et de la simple disposition à l'hydropisie, ou,
pour parler le langage de *Cullen*, de la diathèse
hydropique, il passe évidemment à l'hydropisie
la plus complète ; dès-lors tous les épiphénomènes acquièrent quelqu'intensité, tous les symptômes cachectiques se renforcent et deviennent plus
marqués. Une circonstance frappante c'est la liai-
son qui existe entre la diminution et la couleur
foncée des urines, et l'amas ou la collection et

l'épanchement d'eau ou de sérosités dans les diverses parties du corps où elles sont arrêtées
contre nature. Comme la formation de l'hydropisie est, en général, accompagnée ou immédiatement suivie de l'altération des liqueurs, comme
l'extravasation de la partie séreuse ou lymphatique ne peut avoir lieu sans que ce soit au préjudice des fluides qui circulent dans le système
vasculaire, il suit que le dépérissement, que la
gêne des fonctions, que la fièvre d'abord lente et
ensuite hectique, sont inséparables de l'hydropisie, soit essentielle, soit symptomatique, et toujours en raison de l'activité des causes accidentelles, accessoires ou naturelles.

112. Dès que la formation de la cachexie et
de l'hydropisie est essentiellement liée avec la foiblesse générale du système, et plus particulièrement avec le relâchement des vaisseaux exha-
lans, et un certain degré d'atonie des absorbans,
puisque ces maladies sont très-communément la
suite des causes qui affoiblissent puissamment,
on sent que la principale des indications curati-
ves générales est de rétablir le ton du système,
et d'augmenter la cohésion des liqueurs, après
avoir écarté les obstacles qui s'opposent à ce changement. Aussi, soit qu'ayant seulement égard à
ce précepte essentiel, on insiste principalement
sur l'usage des amers, des martiaux, de l'exer-

cice et des autres moyens à effets analogues, soit que cherchant à procurer une dépuration douce et presque continuelle des sucs, qui ne pouvant reprendre leur première ou individuelle qualité, sont devenus étrangers dans la masse des humeurs, on administre les apéritifs, toujours modifiés ou combinés selon les circonstances, soit, enfin, que dirigeant ses vues vers la détermination ou l'augmentation de certaines excrétions séreuses pour expulser les eaux qui stagnent dans les lieux où elles se sont accumulées, on mette en usage les émétiques, les purgatifs, les diurétiques ou les sudorifiques selon les cas, cette indication fondamentale de produire l'absorption en excitant le ton des vaisseaux chargés de cet office, est également remplie ; et de quelque nature que soient les différens secours (a) que les effets de la maladie ou les dépravations ultérieures puissent exiger, il n'en est pas moins évident que les succès, que l'entière guérison, dépendent du rétablissement de l'énergie des forces vitales.

113. La cachexie scorbutique, qui tient de très-près à la séreuse dont il vient d'être question, en diffère par l'altération ou par le degré d'alté-

____

(a) Dans notre opinion bien saisie, les délayans si nécessaires dans plusieurs cas ou sortes d'hydropisie ne sont point exclus.

ration de la matière glutineuse du sang; ici les
signes de la dialhèse hydropique sont moins prononcés; ils peuvent même n'avoir lieu que très-
foiblement ou point du tout, sans détruire l'existence de la maladie; mais, comme dans le premier cas, il y a un vice des puissances digestives
et assimilatrices de l'estomac et des autres organes, qui, en conséquence, ne peuvent préparer
et convertir convenablement les alimens dont on
fait usage, dans le temps qu'un levain putride
agit pernicieusement sur la substance glutineuse
du sang, et en opère une dissolution plus ou
moins forte. Lorsque le malade tombe dans cet
état, sa chaleur naturelle s'affoiblit en raison de
l'activité des miasmes marécageux qu'on peut
même regarder, ainsi qu'on l'a dit ailleurs [§. 51.],
comme capables de l'éteindre; dès-lors les accidens morbifiques se déploient et les épiphénomènes se multiplient. Comme la substance glutineuse éprouve une certaine décomposition, et
que cette matière forme l'élément de la substance
musculaire, les symptômes qui tiennent à la dépravation des fonctions particulières de ce système sont plus frappans et pathognomoniques. En
effet, les malades aiment l'inaction et désirent le
repos, parce que leurs mouvemens sont suivis
d'une lassitude plus ou moins douloureuse. L'affoiblissement passager que le sommeil naturel

procure, suffit même communément pour donner lieu à cette lassitude d'autant plus étonnante
pour ceux qui en ignorent la cause, qu'ils s'at-
tendoient à avoir été réparés par les douceurs
d'un sommeil paisible et profond. La pâleur et
une certaine bouffisure du visage accompagnent
cet état : si l'appétit se conserve, l'appétence est
des plus foibles ; si les digestions ne paroissent
point être laborieuses, les fonctions de intestins n'en languissent pas moins, et les principales excrétions n'en sont pas moins évidemment
altérées : c'est ce que dénotent le gonflement du
bas-ventre, l'empâtement des hypochondres, la
constipation, des selles mal digérées, des urines
crues et troubles, les vents, la sécheresse de la
peau, le morne des yeux et la couleur verdâtre
de la caroncule lacrymale et des lèvres. Au milieu
de tant de signes qui constatent le trouble radical
des fonctions, comment celles qu'on appelle vitales et les opérations intellectuelles jouiroient-
elles de leur intégrité ? La respiration est gênée,
quelquefois même pénible ; elle l'est sur-tout après
un mouvement tant soit peu conséquent ; le
découragement est sensible et l'abattement de l'esprit, qui pour l'ordinaire a précédé la maladie,
l'accompagne et la suit dans ses divers périodes.
Si le mal fait des progrès, il constitue déjà cette
espèce de scorbut palustre, qui lui-même n'est

qu'une nuance moins funeste du scorbut ordi‑
naire. Les signes qui le désignent sont aisés à se
connoître par les symptômes caractéristiques du
véritable scorbut. Ceux qui sont propres à la
cachexie scorbutique deviennent et plus intenses
et plus fâcheux. L'état de la bouche et l'habitude
de la peau se détériorent de plus en plus. A la fé‑
tidité de l'haleine, se joint l'engorgement et un
certain degré de corruption des gencives ; la peau
qui tantôt est sèche et tantôt humide, se couvre
par intervalles d'une sueur grasse ou visqueuse,
les taches purpurines la déparent ; et tandis que
les édèmes, les hémorrhagies, une foiblesse gé‑
nérale, l'oppression, les ulcères spontanés vien‑
nent confirmer la nature de la maladie, la sus‑
pension ou l'excès des excrétions naturelles, les
diverses complications et les effets d'une affection
déjà trop dangereuse, hâtent d'autant plus sa
marche funeste, que les malades restent encore
sous l'influence des causes qui l'ont déterminée.

114. Quels sont les moyens que l'art oppose
à tant de dérangemens ? Quand il faut arrêter la
décomposition des humeurs vivantes, changer
le mode de fermentation qui les détruit, relever
les puissances vitales, trop foibles pour prévenir
ou remédier à ces altérations, n'est-ce pas en‑
core dans les fortifians et les toniques qu'il faut
espérer ? Les plantes antiscorbutiques les plus re‑
nommées,

nommées , tant de la classe des tétradynamies ,
que de la famille des conifères , agissent-elles autrement que par une propriété stimulante qu'elles
doivent à un principe âcre , à un esprit recteur
particulier , conjointement avec la faculté que
ces végétaux frais possèdent, de réparer la substance muqueuse qui se détruit? Les fruits antiscorbutiques les plus vantés (les oranges , les
citrons), les acides minéraux opèrent-ils d'une
autre manière que par la vertu dont ils jouissent, à un certain degré, d'agacer agréablement
les parois des vaisseaux , de faire naître en eux
des oscillations plus régulières et plus fortes, et
de travailler ainsi à des dépurations insensibles ,
dans le temps que, mêlés avec les fluides , ils en
modifient les mouvemens intestins , et leur en
communiquent de plus analogues à leur nature ?
Le sucre et le miel, ces puissans antidotes du
scorbut, sont des corps muqueux dans lesquels
réside une propriété tonique très-évidente ; les
infusions chaudes des plantes aromatiques, et les
liqueurs vineuses qui préviennent le scorbut ,
ont des principes fortifians non équivoques ; le
cachou, le quinquina , les plantes amères et chaudes, qu'un praticien judicieux (M. *Coquelin*) et
expérimenté , prescrit avec tant de raison , sont
d'excellens toniques et des fortifians efficaces. En
un mot, ainsi que la foiblesse du système, fon-

dée peut-être sur la dépravation des fluides , existe foncièrement dans toute espèce de scorbut , de même les substances propres à relever le ton des solides , font partie du traitement de cette affection , soit comme remèdes secondaires et subordonnés , soit comme moyens plus directs et généralement spécifiques.

115. Les tumeurs par congestion , les ulcères , les gangrènes , certaines érysipèles qui forment une dépendance des maladies propres aux pays marécageux , et qui se rapportent si évidemment aux cachexies précédentes , demandent pareillement des secours analogues , puisque leurs indications sont les mêmes ou à peu près. Les praticiens savent quels succès ils obtiennent des fortifians , des toniques , tels que le quinquina , le camphre , etc. ; il n'est pas jusqu'à l'érysipèle de ces lieux palustres , contre laquelle ce traitement ne soit victorieux. Le docteur *Fordyce* en a fait l'expérience , et la méthode qui lui est familière et qu'il recommande , consiste dans un libéral usage du quinquina , dès qu'il a fait précéder les remèdes convenables.

116. Qu'est-ce que l'asphyxie ? si ce n'est un état de mort apparente , dans lequel les forces vitales étant radicalement opprimées , tous les mouvemens sont suspendus , dans lequel un état spasmodique , occasionné par l'impression

faite sur l'économie animale , par une matière
ennemie des nerfs , arrête la série de nos fonctions, et interrompt le cours de la vie , sans le
terminer ? Si l'asphyxie n'est point subite, celui
qui en est menacé, se sent quelques anxiétés , une
foiblesse générale , une pesanteur de tout le corps;
il respire avec peine, sa tête s'appesantit, ses yeux
s'obscurcissent , il sent son estomac soulevé, quelquefois il vomit , il tombe comme accablé par
un poids qui le fatigue , il s'allonge et s'endort.
Bientôt les artères cessent de battre , le mouvement du cœur se rallentit, et devient insensible,
les membres se roidissent , le visage et le cou se
gonflent, la respiration s'arrête , la pâleur s'em-
pare de la peau , et l'asphyxie vient se confondre avec la mort apparente. Cependant, l'irrita-
bilité n'est point détruite, et le fil de la vie n'est
point coupé; les organes ont encore le pouvoir
de répondre aux substances stimulantes, qui peuvent réveiller leur jeu. Quand des impressions
salutaires opèrent ce bienfait , une inspiration
profonde et pénible en est quelquefois le signal;
d'autrefois , c'est un hoquet , comme étouffé ,
suivi d'un râle sourd et peu marqué. Bientôt, en
serrant les membres avec la main , on sent comme
un frémissement doux qui dégénère en mouvemens brusques et comme spasmodiques ; peu [à]
peu le cœur bat d'une manière sensible , et le

mouvement des artères annonce un changement
avantageux; cependant le pouls est intermittent
et foible, et à mesure que la tournure des choses est plus favorable, un état apoplectique semble prendre la place de l'asphyxie. En effet, le
visage est allumé, les yeux versent des larmes,
la respiration est stertoreuse, la bouche écume,
le pouls, d'abord concentré, se développe de
plus en plus, et de la dureté il passe à un rithme
plus régulier; quelquefois le serrement des mâ-
choires, l'agitation, le délire, le jabotage, les
convulsions, le vomissement se mettent de la
partie. Enfin, les accidens diminuent, le péril
disparoît, les fonctions se rétablissent, et il ne
reste de l'asphyxie, quand elle n'a pas été mortelle, qu'un brisement universel, quelques légères anxiétés précordiales et une foiblesse générale.

117 Les indications de l'asphyxie sont claires
et décisives ; il ne s'agit point de chercher un
antidote, dans la vertu stimulante particulière
duquel on place la propriété de détruire les fâcheuses impressions de cette maladie; mais d'après
la véritable éthiologie de cette affection, on découvre qu'il suffit d'administrer, avec constance,
des moyens propres à exciter la machine, et à
renouveler l'ordre de nos fonctions. C'est ainsi
que l'action de l'air frais, celle de l'eau froide,

l'usage dés eaux spiritueuses et du vinaigre, celui
de l'alkali volatil, de l'esprit de sel et de la va-
peur du soufre brûlant, peuvent être employés
avec avantage, et que par conséquent ces remèdes n'agissent point par une vertu spécifique,
mais en irritant les fibres dans lesquelles ils produisent des oscillations capables de faire renaître
le jeu des organes, qui n'étoit que suspendu.

Si ce traitement est quelquefois insuffisant,
c'est parce que l'asphyxie des marais, à l'instar de
celle des vidanges, est causée par un miasme délétère qui altère les humeurs, et peut y laisser des
semences durables de maladies ; ainsi, à part le
traitement extérieur excitant, il faut administrer
l'émétique, les acides, des lavemens purgatifs
dès que les malades commencent à avaler ; sou-
tenir le vomissement par quelque spiritueux mêlé
à l'eau et au sucre, même avoir recours à la
saignée dans quelques cas rares, où ce moyen
d'une application délicate est demandé par la
maladie qui succède, ou par quelque épiphéno-
mène remarquable.

118. Ainsi que la douleur et la pesanteur de
tête, l'indolence, le découragement, le défaut
d'activité dans le travail, peuvent être rapportés
à l'asphyxie, en tant que ces phénomènes dépendent de l'impression immédiate des miasmes
marécageux, de même ces accidens rentrent sous

l'indication commune du traitement qui convient à l'asphyxie, avec cette différence, toutefois, que l'intensité de la maladie règle la force des moyens qu'il faut lui opposer. Dans la plupart de ces circonstances, l'air frais, ce tonique par excellence qui fortifie la machine sans être suivi d'aucune irritation, suffit pour dissiper les troubles passagers de l'économie vivante, bien entendu que, pour la plénitude du succès, on sera éloigné du foyer de l'infection, et si le cas l'exige, on sera dépouillé de tous les vêtemens déjà imprégnés des substances méphitiques auxquelles on a resté exposé.

119. Quel que soit le génie dominant de la constitution ; quels que soient les épiphénomènes dont puissent être surchargés les fièvres d'accès, ces fièvres ont un type plus ou moins régulier, et une marche, au moyen de laquelle, l'ordre périodique des retours, en divisant les espèces, annonce la différence de leur siége, et laisse entrevoir le jugement qu'il faut porter sur leur nature, sur leur durée, en un mot, sur les effets de leur influence sur les corps vivans. Les fièvres intermittentes, ainsi qu'il est suffisamment reconnu, sont formées par une suite de paroxismes, et ceux-ci dépendent à leur tour, de trois temps qui se succèdent dans une forme d'autant plus apparente, que la maladie est simple et

exempte des complications qui la dénaturent. Le premier de ces temps annonce la concentration des forces vitales , il exprime l'état spasmodique dans lequel se trouve alors tout le système ou quelque organe en particulier ; mais la nature , au moment où sa défaite paroît inévitable , se relève par une suite même des causes qui attaquent et blessent le mécanisme de ses fonctions , la réaction du principe de la sensibilité s'exerce sur le principe de la maladie ; plusieurs phénomènes qui tiennent à cette sorte de combat se développent et prennent plus ou moins d'extension. Au milieu de ce trouble universel qui constitue le second temps de l'accès , se prépare et se fait cette coction partielle , qui , devenant le motif d'une détente plus ou moins générale , fournit , dans le troisième temps du paroxisme , aux excrétions plus ou moins sensibles , que détermine par la voie des couloirs ordinaires , l'énergie vitale , après avoir maîtrisé la matière morbifique qui l'avoit si vicieusement exaltée.

120. Les fièvres intermittentes sont ou simples , ou composées , ce qui forme les quotidiennes , les tierces , les quartes , les doubles quotidiennes , les doubles ou triples tierces , les doubles ou triples quartes , etc. Ces différences de type ont-elles pour fondement une différence dans la qualité du levain fébrile ? Rien ne nous

autorise à le soupçonner, et selon toute apparence, on doit trouver la raison de ces phénomènes dans les altérations préexistantes des organes : altérations qui, constituant les causes occasionnelles et déterminantes de l'action du levain,
donnent à la maladie une marche relative, et établissent ainsi une différence dans les effets d'une
cause toujours une, simple et identique. Il y a
plus ; s'il est naturel de croire que les fonctions
diversifiées des organes s'exécutent par une suite
d'un mécanisme vital qui leur est particulier ; s'il
est tout simple de penser que les fermentations qui
s'opèrent dans nos différens liquides, présidées
généralement par la sensibilité vitale, sont dirigées individuellement par la sensibilité organique ;
enfin, s'il étoit permis de statuer que les fonctions
particulières des organes, et les fermentations
intestines des liqueurs qui s'y préparent, se font
toutes dans un temps donné, mais différent pour
chaque fonction en particulier, on verroit que
la différence du type des fièvres, étant fondée
sur la diversité des altérations organiques, l'ordre
du retour des paroxismes doit dépendre de la
différence qui se trouve dans l'intervalle du
temps que chaque organe est obligé de mettre
dans l'ordre ordinaire de ses mouvemens. Ainsi
le retour périodique des accès seroit subordonné
aux fonctions particulières des organes, et le

retard ou l'avancement de chaque paroxisme ne proviendroit que de l'énergie de chaque organe en particulier, ou de la virulence du miasme fébrile.

121. Quoi qu'il en puisse être de ces assertions, qu'on ne présente ici que comme des conjectures qui paroissent expliquer sans effort les phénomènes les plus singuliers des fièvres intermittentes, il n'est que trop vrai, que, malgré la lucidité du diagnostic des fièvres intermittentes, malgré la fréquence de ces sortes de maladies, leur marche pratique est moins approfondie qu'on ne pense, et leur traitement est trop en butte à des méthodes empiriques, inutiles ou dangereuses. Aussi, abstraction faite des effets immédiats des fièvres intermittentes, on est convaincu que ces affections sont souvent très-rebelles, suivies de rechûtes plus ou moins opiniâtres, et qu'elles entraînent après elles des lésions bien propres à énerver radicalement la constitution, ou à jeter les fondemens des maladies chroniques les plus graves. Combien donc est pernicieuse l'influence des fièvres d'accès sur les corps vivans, du moins pour l'ordinaire! Les moindres inconvéniens qu'elles amènent, sont sans doute d'affoiblir les organes épigastiques, d'opérer la dégénération des humeurs, de donner lieu à des congestions morbifiques, et de favoriser

tous les maux qui dépendent de l'atonie pro-
gressive de l'action du système.

122. De pareils effets avoués par ce que l'expérience a de plus authentique , condamnent sans
doute cette dangereuse pusillanimité qui réserve
l'administration des fébrifuges pour des époques
avancées des fièvres , sous prétexte d'éviter les
accidens qu'une funeste expectation fait naître :
comme si le quinquina , ce prince des toniques ,
n'avoit pas le pouvoir, en supprimant les mouvemens fébriles , de prévenir tous les accidens
qui découlent de ce principe ; comme si la fièvre n'étoit pas , dans un grand nombre de cas ,
le véritable instrument des désordres qui se
multiplient ; comme si, pour guérir sûrement une
maladie , il étoit besoin d'attendre que ses effets
secondaires et subordonnés soient devenus
majeurs et prédominans , s'opposant ainsi à l'usage
d'un moyen dont les vertus généralement spécifiques ne sont point équivoques.

123. Si les fièvres intermittentes sont produites
par deux causes particulières , une intérieure qui
dispose le corps à la créer, et une extérieure qui
détermine la première ; si l'action de ces deux
causes et principalement de la dernière est séda-
tive , c'est-à-dire, qu'elle opère en diminuant
l'énergie du principe de la sensibilité , qu'attend-
on de l'usage réitéré des purgatifs ? pourquoi

craint-on l'administration précoce des fébrifuges,
puisqu'ils sont des toniques ? Est-ce avec des
moyens qui tendent à affoiblir radicalement la
constitution, à imprimer dans les organes sur
lesquels ils agissent d'une manière plus particulière des traces d'une profonde débilité, qu'on
pourra parer aux engorgemens consécutifs, et à
la foiblesse que produit dans le système la fièvre elle-même avec ses dangereux résultats ? S'il
est une pratique généralement utile, et dont
l'expérience ait démontré l'efficacité, c'est celle
qui fait commencer le traitement des fièvres intermittentes par quelques boissons, soit apéritives, soit aromatiques, quelquefois aiguisées par
des substances salines, qui fait administrer ensuite l'émétique qu'on réitère une seconde et
même une troisième fois, suivant le besoin, faisant attention, durant cet intervalle, de vider
les intestins à l'aide des lavemens, pour placer
aussitôt après le quinquina à doses convenables ;
le donnant d'abord comme fébrifuge, et le continuant ensuite en qualité de fortifiant énergique.

124. Le quinquina étant un remède très-propre à faire cesser l'affaissement du genre nerveux
et à réveiller l'activité du principal vital, n'est point
contrindiqué par quelques effets, quoique trèsfâcheux, des fièvres intermittentes, toutes les

fois qu'on est fondé à croire que ces effets ne s'aggravent que par l'influence de la cause toujours subsistante qui les a déterminés. Les apréhen‑ sions qu'inspire la matière bilieuse si abondante dans ces fièvres intermittentes , sur‑tout les tierces, ne sont point assez fortes pour réprou‑ ver l'usage de ce médicament, parce que la quan‑ tité de bile qui se forme dans les fièvres tierces est moins la cause du mal que l'effet du principe qui le produit ; parce qu'un des moyens de dé‑ barrasser les organes de cette bile surabondante, est souvent de rétablir cette énergie vitale que le principe morbifique avoit plus ou moins dimi‑ nué ; parce qu'enfin il n'est pas d'indication plus précise que celle d'arrêter , par l'exhibition d'un spécifique , les mouvemens fébriles qui menacent celui qui les éprouve , d'une foule d'accidens plus ou moins formidables.

125. Nous en disons autant de quelques autres circonstances, et après avoir profondément mé‑ dité sur une infinité de cas pratiques , nous prouverions par dés observations , si le plan de cet ouvrage nous en laissoit le maître, combien peu sont fondés ceux qui, par la seule raison qu'un malade est enflé, qu'il tousse , ou qu'il souffre de la poitrine, s'abstiennent du quinquina, puisque dans un grand nombre d'occasions, ce remède est vraiment héroïque, et le seul sur

lequel on puisse compter , indépendamment des remèdes auxiliaires qu'on y peut ajouter, dans l'intention d'en aider l'action , ou d'en corriger les qualités. De manière que dans l'évaluation précise de ce précepte , tout consiste à distinguer parfaitement les cas où la fièvre seule fomente et entretient le trouble de la machine , de ceux où elle n'est qu'un symptôme qu'il faut mépriser et qui s'évanouira de lui-même , ou qu'il est peut-être avantageux de conserver. Sans doute, quand la fièvre , dont le caractère a été d'abord bien marqué, change de type par l'intensité des symptômes qui lui surviennent ou qu'elle produit, il faut d'abord s'opposer à la gravité de ces symptômes, jusqu'à ce que le premier caractère de la fièvre reparoisse ; mais alors il faut l'atta-quer, malgré l'espèce de contradiction qu'ils opposent, et bannir la crainte qu'inspirent naturellement l'enflure, l'obstruction, l'ascite même (*a*).

126. On ne peut point reprocher aux praticiens qui exercent dans les pays-bas et marécageux de n'avoir point recours au quinquina pour combattre les fièvres intermittentes ; mais combien peu sont convaincus de la grande quantité qu'il faut de cette substance, soit pour parer aux

---

(*a*) Voyez le tome 6 du journal de médecine militaire , pages 351 , 361-3.

inconvéniens de sa falsification, soit pour établir
une proportion entre le remède et les dépravations de la constitution. Si nous voulions établir
sur ce point une règle précise, nous dirions que
si trois onces de quinquina suffisent pour les cas
ordinaires, il est difficile d'apprécier pour les
autres cas, la quantité nécessaire de cette substance, parce qu'il convient de l'administrer jusqu'à parfaite guérison, sans s'embarrasser de ce
qu'on a pu consommer. C'est ainsi que, guidé
par ce précepte et pénétré de l'importance de
n'arrêter l'emploi du quinquina dans les fièvres
automnales des pays marécageux, humides
et mal sains, que lorsque l'ennemi est
tout à fait vaincu, M. Veryst (a), après avoir
fait précéder l'administration de cette écorce, si
les circonstances l'exigeoient, d'un vomitif ou
d'un cathartique, passoit ensuite incontinent à
l'usage de ce fébrifuge dans les fièvres automn-
nales malignes qui règnent depuis quelques années dans les pays-bas ; il en donnoit d'abord
une once par jour, en augmentoit ensuite la
dose, et le faisoit continuer jusqu'à parfaite guér-
rison ; en sorte qu'il y a des malades qui en ont
pris 20, 30, 40, 50, et jusqu'à 80 onces avant

―――――――――――

(a) Mémoires publiés par la société hollandaise des
sciences de harlem, vol. XXI, art. I, (en hollandois).

d'être radicalement guéris. Il a même rencontré des cas très-fâcheux, dans lesquels il en a fait prendre 9 à 10 onces dans les trois premiers jours, observant, avec la diminution des accidens, de retrancher ensuite une partie de ces doses.

127. Tout précepte a ses exceptions, et de quelque vertu dont soit doué le quinquina, il est au moins inutile chez les sujets dont l'action vasculaire n'a pas besoin d'acquérir une nouvelle force pour opérer la crise, et dangereux dans les cas de turgescence des humeurs avec trop d'énergie dans l'action des vaisseaux, avec excès de forces dans les viscères, puisque ces circonstances sont celles qui favorisent les congestions inflammatoires, les engorgemens, les obstructions et tous les maux qui marchent à leur suite. Les pays marécageux fournissent rarement des habitans avec de pareilles dispositions ; mais le vice antécédent des digestions, la langueur habituelle des facultés vitales, le vice des secrétions, la foiblesse des coctions, un certain degré d'atonie dans les organes et sur-tout dans le système glanduleux, permettent la formation des matières glaireuses, épaisses qui engoûent les viscères, et séjournent dans les glandes : le quinquina ne peut rien pour détruire ces matières, au contraire il les fixeroit, il les ren-

droit plus glutineuses encore, et par ses funestes effets, il fourniroit des armes victorieuses aux détracteurs injustes de ce médicament, d'ailleurs si recommandable. La vraie méthode consiste pour lors à préparer la matière morbifique par l'usage des sels digestifs, de boissons apéritives, et de l'évacuer lorsqu'on a rempli cette indication majeure. Pour l'ordinaire, le quinquina termine avantageusement la cure.

128. Les fièvres rémittentes tiennent évidemment par tant d'endroits aux fièvres intermittentes, qu'en ayant égard à la nature plus intense et plus humorale des premières, on peut très-bien leur appliquer tout ce qui concerne ces dernières, soit pour les causes qui les produisent, pour les dispositions qui les secondent, et les signes essentiels qui les caractérisent, soit pour le traitement qu'elles réclament, pour le quinquina qui leur est approprié et les contrindications qui en proscrivent l'usage. Plus les fièvres rémittentes se masquent sous une apparence de continuité, et plus le foyer humoral est âcre ou abondant, ou plus la pléthore vraie ou fausse est considérable. Mais ôtez-leur, par les remèdes convenables, ces causes accessoires. d'une marche protéiforme, elles se décomposent en intermittentes, comme celles-ci se changent en rémittentes toutes les fois que les médicamens déplacés,

l'influence

l'influence de la température, et d'autres causes également propices viennent à opérer ce changement toujours peu salutaire.

129. Les fièvres rémittentes se présentent sous deux caractères principaux, suivant les circonstances et les saisons; dans l'un, c'est un état inflammatoire; dans l'autre, c'est une putridité bilieuse ou une malignité putride. Un pouls dur, un visage animé, une fièvre violente et répondante par sa violence et ses accroissemens à la vivacité des épiphénomènes que le génie de la constitution développe, etc., marquent le caractère inflammatoire, tandis que le caractère putride est annoncé par la mollesse du pouls, l'abattement des forces, l'inégalité des couleurs sur le visage, la fétidité des évacuations; signes pathognomoniques, auxquels se joignent, quand il y a malignité, le délire plutôt sourd que furieux, des soubresauts dans les tendons, la petitesse, l'inégalité et les resserrement du pouls, l'incertitude des mouvemens, l'égarement des sensations, et en général le trouble de toutes les fonctions dépendantes du système nerveux. Mais ces deux caractères qui semblent si opposés l'un à l'autre et qui le sont dans le fait, se présentent souvent chez le même malade, soit qu'ils se succèdent alternativement, soit qu'ils ne se montrent consécutivement que dans des périodes différens

S

de la maladie. En effet, et les praticiens instruits
en sont convaincus, combien ne voit-on pas de
fièvres rémittentes, dans les redoublemens desquelles l'état inflammatoire est très-marqué, tandis que le caractère bilieux putride se manifeste
clairement dans leurs intervalles? Combien ne
voit-on pas de ces fièvres qui, débutant par un
caractère inflammatoire très-vif, passent après le
premier période à un état de putridité qui se
soutient jusques à la fin? Ce n'est pas tout, et
quelquefois, par la plus dangereuse des subver-
sions, il arrive que, dans le cours des maladies
putrides les mieux caractérisées, il se déclare un
état inflammatoire, dû malheureusement à l'or-
gasme des matières âcres et adustes, qui, trop
souvent formées par la fièvre elle-même, menacent d'abord toutes les parties, avant de faire
irruption sur celles où ces matières dépravées
déterminent un engorgement phlogistique plus ou
moins formidable.

130. En observateur éclairé des phénomènes
relatifs des maladies, le médecin leur oppose une
méthode anti-phlogistique ou antiputride selon le
besoin, et il en déploie les ressources avec d'autant plus d'activité, que les accidens qui dépendent
de l'état inflammatoire ou du caractère putride
des périodes respectifs de ces fièvres, sont plus
intenses, plus soutenus, et forment les éléments

naturels de la maladie. Lorsqu'en se succédant les uns aux autres, les périodes des fièvres développent des caractères opposés, le traitement varie, parce que l'application des remèdes est toujours subordonnée au génie particulier du mal. Aussi, après avoir employé les saignées, les lavemens, les pédiluves, les nitreux, les acides végétaux, les sels rafraîchissans, le praticien se voit-il contraint de recourir au camphre, aux acides minéraux, au quinquina, au musc et autres remèdes excitans que l'affaissement progressif des forces vitales demande d'une manière si impérieuse : combattant toujours les symptômes dominants par des médicamens appropriés, et opposant aux matières turgescentes l'action salutaire des émétiques ou des purgatifs, comme celle des vésicatoires à la nature catarrhale de la maladie.

131. Si l'on se rappelle, après l'avoir dit tant de fois, que le propre des miasmes marécageux est de diminuer l'énergie du principe de la sensibilité, on doit juger que les fièvres rémittentes d'automne, seront, de leur nature, bilieuses, putrides et humorales ; que les accidens qu'elles présenteront, tiendront seulement de l'irritation que cause l'acrimonie bilieuse, et qu'en réunissant les indications tirées de l'état de la constitution, de l'influence du principe morbifique, des altérations successives des liqueurs, des

foyers de matières dépravées , il sera bien difficile de concevoir une méthode également efficace
et salutaire , parce que les adoucissans, les tem-
pérans , les évacuans, les antiseptiques et les excitans , paroîtront également utiles et nécessaires.
Les purgatifs trop répétés nuisent aux forces ;
le quinquina s'oppose trop souvent à une douce
dépuration. Dans des circonstances aussi critiques ,
sur-tout lorsque la langueur des forces vitales
peut faire craindre pour les crises et pour l'ordre
des excrétions, l'émétique doit prendre la place
des purgatifs , l'opération de ceux-ci doit être
soutenue par l'action des cordiaux, notamment
par celle du vin , et vu la nécessité où l'on est
quelquefois d'enrayer la force des mouvemens
fébriles, de favoriser les coctions , et successivement la sortie de la matière morbifique , enfin d'exciter le pouvoir vital , il faut réunir le
quinquina au camphre , au sel ammoniac, aux
fleurs ou à la racine d'arnica, à la valériane, à
l'angélique , et principalement à la graine de mou-
tarde. C'est avec cette dernière substance combinée,
avec le quinquina , que le docteur *Callisen* (a)
a sauvé, pendant l'épidémie de la fièvre putride
des années 1779 et 1780 à copenhague , le

(a) Acta reg. soc. med. hauniens , tom. x , pag. 365
et 418.

dixième des malades qui périssoient auparavant malgré le choix de la méthode la mieux réfléchie. La grande débilité des malades, leur extrême affaissement, le besoin urgent où l'on est d'entretenir ou d'exciter les excrétions pour expulser la matière morbifique et les succès, ne justifioient que trop cette conduite. En général, le moment de placer les excitans énergiques, est celui où la fièvre diminuant, la foiblesse et la stupeur augmentent.

132. Quoique les miasmes marécageux forment un genre de causes qui donnent lieu à des maladies plus ou moins graves, ces maladies subissent l'influence de la constitution regnante, et, à cet égard, elles exigent des modifications plus ou moins précises dans le traitement. D'un autre côté, quoiqu'une constitution régnante répande des maladies d'une même nature dans les lieux où elle se fait sentir, la position diverse de ces lieux imprime à ces maladies un caractère particulier, et, sous ce point de vue, la méthode curative est sujette à quelques variations. S'il règne, par exemple, une constitution bilieuse dans une certaine étendue de pays, il est certain que lorsque la maladie sera plus ou moins inflammatoire dans les lieux secs, elle sera plus ou moins putride dans les lieux bas et humides. De là, les différences qui se trouvent

dans le traitement, et qui toutes roulént sur la préférence qu'il convient de donner à la saignée, aux purgatifs, aux délayans, sur les émétiques, les acides et le quinquina. C'est au praticien sage et judicieux, à discuter sévérement tous les phénomènes morbifiques, pour mettre à sa véritable place la maladie qu'il observe, et lui opposer les moyens dont l'expérience a le mieux constaté les vertus.

133. En quoi diffèrent des fièvres intermittentes et rémittentes, les fièvres inflammatoires, putrides, bilieuses, les dyssenteries des pays bas et marécageux ? Observons, et nous trouverons que toutes ces diverses affections viennent se confondre dans la même famille, parce qu'elles tirent toutes leur origine des mêmes causes, qu'elles ont une marche à peu près égale, qu'elles règnent dans les mêmes lieux, se supplantent réciproquement, et admettent un traitement presque analogue. Et d'ailleurs, dirons-nous, avec M. *Clarcke* (a), que sont les fièvres inflammatoires, les fièvres nerveuses, les fièvres putrides ? Des genres supposés, qui ne font qu'exprimer différens états de la fièvre, et dont les symptômes caractéristiques accompagnent également les fièvres intermittentes et les fièvres rémittentes, sans

____

(a) Observations on fever, etc.

parler, des continues. La différence générique d'un
objet, qui se rencontre également dans les diverses espèces de fièvres, sans en caractériser individuellement aucune, est donc nulle ; et quelles
que soient les variétés qui tiennent à la constitution, au climat, et aux différens degrés d'activité des causes morbifiques, on sent qu'on est
naturellement ramené vers cette vérité pratique,
qu'il n'y a qu'un seul genre de fièvre, dans lequel
sont compris ces trois espèces : la fièvre intermittente, la rémittente et la continue. Une exacte
comparaison des symptômes essentiels de ces fièvres, porteroit ce principe jusqu'à la démonstration. Mais telle n'est point la tâche que nous
avons à remplir, et nous étant déjà expliqués
sur le génie inflammatoire, putride ou bilieux
des fièvres, ajoutons quelques mots sur la dyssenterie.

134. Un flux de matières séreuses, glaireuses
ou sanguinolentes, précédé de frissons, accom-
pagné de la fièvre et des épiphénomènes qui la
distinguent, forme le caractère de cette maladie,
dont le génie peut être également inflammatoire,
putride ou bilieux avec ou sans malignité. Chacun de ces états a des symptômes qui lui sont
propres ; et comme la fièvre en est plus ou moint
inséparable, il en résulte que la dyssenterie se
présente sous l'aspect, tantôt d'une fièvre putride

ou bilieuse , tantôt d'une fièvre maligne , tantôt
d'une fièvre intermittente , tantôt , enfin , d'une
fièvre inflammatoire ; et ces variétés , en introduisant quelques différences dans les symptômes ,
exigent des modifications dans le traitement. Si
la dureté du pouls, la vivacité des douleurs , les
déjections de sang pur, la sécheresse de la peau ,
la soif, annoncent que le caractère de la maladie
est inflammatoire , on lui oppose d'abord la
saignée , les délayans , les incrassans , enfin les
minoratifs anti-phlogistiques et les astringens
rafraîchissans , attendant pour avoir recours à
la méthode qui convient aux autres espèces , que
la maladie ait perdu sa première forme et ait dé-
généré , soit en putride , soit en bilieuse , pour
lesquels on emploie les secours convenables. La
dyssenterie putride ou bilieuse s'annonce par les
symptômes propres à la fièvre dont elle est accompagnée , et dont quelquefois elle n'est qu'un
symptôme ; le froid qui a donné le signal de l'attaque , est suivi d'une chaleur plus ou moins
forte qu'accompagnent les nausées ; même les
vomissemens bilieux , la sécheresse de la peau ,
la soif , la puanteur de l'haleine , enfin , des déjections dyssentériques. Dans ces cas , l'émétique ,
plus ou moins mitigé , et choisi selon les circonstances , est le principal remède , puisqu'il
chasse promptement la bile acrimonieuse et cor-

rompue, qu'il change les mouvemens dépravés, fortifie les premières voies, et souvent excite une douce moiteur, qu'on sait être si salutaire dans la dyssenterie. Les décoctions faites avec les farineux, et acidulées avec des substances végétales, remplissent les intervalles des minoratifs aiguisés avec les sels neutres, qu'on administre jusqu'à ce que le foyer morbifique soit expulsé; alors on modère les selles, on fortifie le tube intestinal, on relève les forces vitales avec les teintures d'ipécacuanha ou de rhubarbe, avec les décoctions de bétoine ou de quinquina, avec les astringens toniques, tels que le diascordium, le simarouba, le columbo, etc., etc., combattant dans le cours du traitement, par les moyens appropriés, les symptômes assez graves, assez prédominans pour exiger une attention spéciale, et employant ainsi les opiatiques, les incrassans, etc., selon les circonstances.

135. Il est temps de quitter la plume et de finir des détails que nous avons peut-être portés trop loin; mais la discussion d'une matière importante nous ayant successivement entraînés, nous nous sommes permis jusqu'à des répétitions, pour mieux inculquer les préceptes qui peuvent soustraire les habitans des pays marécageux aux dangers des effluves virulens que les palus exhalent.

Il s'agissoit d'indiquer quelles sont les maladies qui proviennent des émanations de ces foyers infects, soit pour ceux qui habitent dans les environs, soit pour ceux qui travaillent à leur desséchement, et quels sont les moyens de les prévenir et d'y remédier, [§. 1]. Ce programme suppose que le voisinage des marais est mal-sain, et c'est ce que nous avons déterminé d'une manière très-précise, après avoir indiqué quelles sont les espèces de palus [§. 2], quand [§. 3], comment et en quoi [§. 4 à 7], leur atmosphère est pernicieuse, par une juste évaluation du décroissement de la population [§. 8 et 11], de la durée moyenne de la vie [§. 9], des différences relative de mortalité [§. 10], de la constitution physique et morale des habitans [§. 12], enfin, de la nature des maladies sporadiques et populaires qu'on observe dans les pays marécageux [§. 13 à 51]. Ces maladies devoient différer suivant qu'elles étoient l'effet de l'influence générale du climat [13 à 21], de son influence particulière [§. 21 à 45], enfin, de l'influence médiate de ce même climat [§. 45 à 51] ; aussi en analysant successivement le pouvoir du délétère palustre sur l'économie vivante, nous avons vu que l'altération simple des solides et des liqueurs [§. 14], que la langueur des excrétions [§. 15] et l'engoument des orga-

nes secrétoires qui doit en provenir [§. 16],
que la cachexie bilieuse [§. 17]; que les maladies de la peau [§. 18], que certaines lésions
des organes de la respiration [§. 19 et 20],
résultoient naturellement de l'action générale et
presque indéterminée du miasme marécageux sur
les corps, parce qu'en affoiblissant la réaction du
principe de la sensibilité[§. 13, 44], ce miasme doit
porter, dans le système, cet affoiblissement radical, qui, disposant aux maladies plus graves,
commence par produire les affections simples et
primitives.

136. Les principes des miasmes marécageux
étant une fois bien connus [§. 6. 22], et nous
étant imposés la loi d'indiquer les maladies auxquelles ces miasmes donnent particulièrement
naissance, nous devions décomposer ces agens
de destruction, et montrer quels sont les propres
effets du gaz hydrogène [§. 23]; du gaz azotique [§. 24], du gaz ammoniacal [§. 25];
enfin, de ces principes réunis et agissant par leur
masse combinée sur l'économie vivante [§. 26
à 30]. Ici, nous avons vu des brûlures, des
érysipèles, des suffocations et même des morts
subites, provenir de l'action immédiate du gaz
hydrogène [§. 22 et 23]; là, nous avons vu
des langueurs, des maux de tête, des anxiétés
précordiales, des foiblesses, des asphyxies, être

causées par le gaz azotique [§. 22 et 24].
Lorsqu'il a été question du gaz ammoniacal, nous
l'avons vu donner naissance aux fièvres putrides,
malignes, pétéchiales, aux dyssenteries, aux ulcères, et aux affections gangreneuses [§. 22 et 25];
enfin, des atteintes des miasmes marécageux combinés, nous avons vu sortir cette grande classe de fièvres intermittentes et rémittentes, qui, en se divisant et se subdivisant, vont constituer dans les
divers pays l'ordre le plus universellement ré-
pandu des maladies régnantes [§. 22 et 26 à 30].
Mais quelque puissante que soit l'influence des
miasmes marécageux sur les êtres vivans, cette
influence doit avoir plus ou moins d'extension;
et nous l'avons déterminée [§. 30 et 31]; ces
miasmes sont favorisés ou contrariés par des causes qui sont indépendantes de leurs effets, et nous
les avons assignées [§. 30 et 32 à 42]; ils
agissent sans doute dans un temps déterminé, et
nous avons hazardé des conjectures à cet égard,
[§. 30 et 42]; enfin, ces miasmes, pour produire leurs effets [§. 44], doivent pénétrer
dans les corps, et nous avons indiqué comment
et par quelles voies ils y parviennent [§. 30
et 43]. On a vu que parmi ce qui peut influer
sur les miasmes marécageux, l'habitude et les
causes qui la modifient [§. 32], les chaleurs
soutenues, [§. 33, 35 et 37], les impressions

du froid [§. 34 à 36], l'humidité réunie au froid ou au chaud [35 et 36], les travaux pratiqués sur des terrains palustres [§. 37], enfin, que les vices de la constitution et ce qui peut les entretenir [§. 38 à 40], ou le mauvais régime [§. 41], sont les causes, qui, étrangères ou propres aux corps vivans, favorisent ou détruisent le plus sûrement les miasmes contagieux qui les affectent. On a vu lorsqu'il a été question de la manière dont ce délétère s'insinue dans la machine, que c'est par toutes les voies ordinaires et communes à l'absorption ; la peau, les poumons et l'œsophage [§. 43].

137. Les maladies dues aux influences générale [§. 13 à 20], et particulière [§. 21 à 29], du climat étant désignées, il nous restoit à déterminer quelles sont les affections qui proviennent des miasmes marécageux, à la faveur des maux que ceux-ci procurent d'une manière plus immédiate (§. 45.) ; nous les avons détaillées avec soin (§. 46 à 52.). Il est résulté de nos preuves et de nos observations, que l'habitude cachectique (§. 47.), que l'éphidrose (§. 48.), que les obstructions (§. 49.), que l'hydropisie (§. 50.), enfin, que la cachexie scorbutique et le scorbut (§. 51), composent la liste de ces affections consécutives, auxquelles les miasmes marécageux

donnent naissance d'une manière plus ou moins médiate.

138. Ainsi les maladies qui résultent des émanations des eaux stagnantes et des pays marécageux, ont été considérées sous leurs différens rapports. Plus les causes fécondes en produits morbifiques sont actives, et plus on doit s'efforcer d'en prévenir les effets. De-là les avantages de la méthode préservative (§. 52 à 109). Les moyens sur lesquels elle doit rouler sont relatifs aux lieux (§. 53 à 71), et à ceux qui les habitent (§. 71 à 109). On remédie aux vices des lieux palustres en les desséchant (§. 54 à 62), en les submergeant quand le desséchement ne peut pas avoir lieu (§. 62 à 64); et dans l'un et l'autre cas, en cherchant par des moyens appropriés à purifier l'atmosphère (§. 64 à 71.). Nous avons dit, en parlant des desséchemens, que l'utilité de ces opérations n'étoit point équivoque (§. 54 à 56), mais qu'elle exigeoit de grandes précautions, (§. 56 à 58.), soit lorsqu'on travaille sur des terrains marécageux, soit lorsqu'on dirige le cours des rivières (§. 59.), qu'on emploie la vase qu'on retire dans le curage (§. 60.), ou qu'on obvie aux inondations (§. 61.); quand elles ont malheureusement lieu. Nous avons dit, en prouvant l'importance de la submersion des terrains, qu'il seroit préjudiciable de dessécher

(§. 62), que ce précepte doit être pris rigou‑
reusement, soit pour le milieu des bas-fonds , soit
pour leurs propres bords (§. 63). Quant aux
moyens propres à dépurer l'atmosphère (§. 64
à 71.), nous avons dit, 1°. qu'il faut ventiler
l'air avec des machines qui agissent, tant sur cet
élément, que sur les eaux stagnantes (§. 65);
2°. qu'on doit purifier l'atmosphère à l'aide de la
fumée (§. 66), du feu (§. 67), de l'eau (§. 68);
de la culture et de la végétation (§. 69. 70.);
3°. enfin, qu'il convient de désinfecter les eaux
croupissantes elles-mêmes (§. 70.)

139. Si les habitans des pays marécageux veu‑
lent vivre sains au milieu de la contagion qui se
répand de toutes parts , nos instructions le leur
ont assez appris; ils doivent choisir avec soin et
bien disposer leurs habitations [§. 72 à 75]; ils
doivent entretenir une exacte propreté sur eux
et dans leurs logemens [§. 75 et 76 [; ils doi‑
vent s'exposer avec réserve à l'air pestiféré des
palus [§. 77], et se couvrir dans tous les temps
proportionnellement à la saison [§. 78]; ils doi‑
vent suivre un bon régime [§. 79 et 80], vivre
sobrement [§. 81], fuir également et la disette ,
et la crapule [§. 82], enfin, boire de bonnes
eaux [§. 83 84] qu'on peut rendre plus salu‑
bres lorsque les circonstances l'exigent [§. 85];
ils doivent éviter les exercices outrés et le trop

grand repos [§. 86], entretenir les secrétions et
les excrétions par un usage modéré des six choses non naturelles [§. 87 à 89]; ils doivent
enfin fuir tout excès dans les passions et notamment dans les affections tristes de l'ame [§. 90].
Ces divers moyens qui, sans doute, ont une action
moins préservative lorsqu'ils agissent séparément,
réussissent d'autant plus qu'on les fait coopérer en
plus grand nombre pour combattre des principes
très-viruleux et très-destructifs ; et ils servent
également, non seulement à ceux qui restent habituellement dans des lieux palustres, mais encore à ceux qui les traversent en voyageant,
avec cette circonstance toutefois que les voyageurs peuvent, avec moins d'impunité, s'écarter
des conseils prophylactiques qui leur conviennent
[§. 91 à 94]. Les travailleurs, plus près encore
des foyers de l'infection, ont des soins plus
particuliers à prendre lorsqu'on les occupe à des
desséchemens ; et l'on ne sauroit, avec trop d'attention, régler l'emploi de leurs temps et la manière de les vêtir [§. 95], conduire l'ordre et
la division de leurs travaux [§. 96]; en un mot,
réunir les moyens d'*assainir* les chantiers [§. 97]'
de pourvoir aux besoins des ouvriers [§. 98
et 99], sur-tout de veiller sur leur régime
(§. 100). Ce plan, considéré dans toute son
étendue, peut et doit conserver la santé des
habitans

habitans et des travailleurs ; s'il manquoit de succès pour quelques individus, et que les fièvres intermittentes fussent prêtes à se déclarer, on peut les prévenir encore par quelques secours efficaces (§. 103. à 109.) ; ils consistent 1°. à détourner les effets des miasmes marécageux, (§. 103. et 104.); 2°. à remédier aux vices antérieurs des coctions, (§. 103. et 105. à 107.) ; 3°. à chasser les foyers préexistans des humeurs, (§. 107.) ; 4°. enfin à retenir dans de justes bornes le cours des excrétions, (§. 108.). On a vu dans le second point de cette division (§. 105. et 106.) , quelles étoient les indications d'après lesquelles le quinquina , comme remède préservatif, devoit être avantageux ou contraire à ceux qui en font usage.

140. Quelque bien ordonnée que soit une méthode préservative, elle peut être sans succès, soit qu'on refuse de s'y astreindre , soit qu'un surcroît d'activité dans le délétère marécageux en fasse perdre les avantages ; dès-lors le traitement curatif auquel il faut avoir recours varie , suivant la nature du mal, ses complications, et les épiphénomènes dominans qui méritent une attention majeure. Les affections qui règnent dans les pays marécageux, divisées en 3 grandes classes , se rapprochent par une indication commune et générale (§. 110.); elle est fondée sur

T

l'énervation du système des forces vivantes. Ce principe a été suffisamment et développé, et étendu dans les divers détails de pathologie ou de thérapeutique, que nous avons donnés, soit sur les cachexies simple et scorbutique, et sur les affections qui sont liées avec elles (§. 111. à 115.), soit sur l'asphyxie, et les divers maux qui ont avec elle quelque connexion (§. 116. à 118.), soit enfin sur les fièvres intermittentes (§. 119. à 127.), ou rémittentes (§. 128. à 132.), et quelques maladies congénères (§. 133. et 134.); partout (§. 1. à 134.), nous nous sommes appuyés sur des autorités respectables; nous ayons analysé les faits capables de fixer notre opinion; et n'admettant que ce qui nous a paru vrai, nous avons ainsi lié en un corps de doctrine, tous les résultats d'une foule de recherches et d'observations. Puisse ce foible essai mériter les suffrages du Corps illustre qui l'a provoqué! Puisse-t-il être utile, c'étoit le but de nos travaux.

F I N.

MEssieurs ANDRY, de CHAMSERU et DE FOURCROY, commissaires nommés par la société royale de médecine, pour lui rendre compte d'un mémoire de M. *Baumes*, son associé regnicole, lequel mémoire a partagé le prix proposé sur les émanations des eaux stagnantes, et distribué dans la séance publique du 3 mars 1789, en ont fait le 20 octobre, présent mois, un rapport très-avantageux.

Cette dissertation de M. *Baumes*, disent les Commissaires, offre une plénitude de travail et de recherches dont il y a peu d'exemples. Il a profondément développé les vues du programme; l'évaluation qu'il établit du décroissement de la population, de la durée moyenne de la vie, des différences de mortalité et de la constitution physique ét morale des habitans des lieux marécageux, est traitée d'une manière neuve. Ses expériences sur les différens gaz qui constituent les émanations des marais, tendent à anticiper sur des connoissances à venir, et quoique nous nous permettions de douter de quelques résultats de son travail, jusqu'à ce que la science soit encore plus avancée, nous sommes persuadés qu'il a saisi

plusieurs vérités exactes, en faisant marcher sur
la même ligne, la médecine et la chimie. Sans cet
accord si important pour perfectionner de plus
en plus l'observation médicale, M. *Baumes* n'auroit pas à beaucoup près été aussi supérieur à
lui-même, dans le choix des moyens les plus
efficaces contre les effluves délétères.

D'après cet exposé, la société royale de médecine a pensé que ce mémoire de M. *Baumes*
est très-digne de son approbation et d'être imprimé sous son privilége.

Ce que je certifie conforme au jugement de
cette compagnie. A paris ce 23 octobre 1789.

VICQ DAZYR, secrétaire perpétuel.

ERRATA.

PAge 2, ligne 2, observation, lisez *observation*.

page 6, ligne 7, soient, lisez *soit*.

page 46, ligne 22, *après prêts*, ôtez la virgule.

page 50, ligne 15, précédente, lisez *précédent*.

page 55, ligne dernière de la note, Rickard, lisez *Richard*.

page 60, ligne 7 de la note, forcent, lisez *forçoient*.

page 62, ligne 13, *Kacyos*, lisez *Kausos*.

page 66, ligne 24, narré, lisez *narré*.

page 68, ligne 1, l'aschendorf, lisez *Laschendorf*.

page 73, ligne 22, circulaires, lisez *circulaire*.

pag. 96, ligne 8 de la note, les contrées, lisez *dans les contrées*.

page 100, ligne 9, laissé, lisez *laissée*.

page 102, ligne 19, fait, lisez *fait*.

page 108 à la fin de la note, ajoutez ce qui suit. Voyez encore dans le tome IV de la nature considérée sous ses différens aspects, ou, journal d'histoire naturelle, par MM. l'Abbé *Bertholon* et *Boyer*, page 114, l'observation *remarquable* sur les effets pernicieux des miasmes des étangs, relativement aux végétaux, par M. *Paris*, médecin très-connu à arles.

page 114, ligne 3, gonfle, lisez *gonflé*.

page 145, ligne 8, uillet, lisez *juillet*.

page 177, ligne 6 et 7 de la note *a*, malaisantes, lisez *malfaisantes*.

page 180, ligne 16 et 17, naturalisée, lisez *naturalisées*.

page 212, ligne 3 de la note, des corsonère, lisez *de scorsonère*.

page 233, note *a*, supprimez la note, et lisez *telles font les diverses sortes de mouches, de cousins*, etc.

page 248, ligne 10, pen, lisez *peu*.

age 254, ligne 2, dialhèse, lisez *diathèse*.

Des convulsions dans l'enfance, de leurs causes et de leur traitement : ouvrage qui a remporté les deux prix de la faculté de médecine de
paris et du cercle des philadelphes du cap français ; in-8°. 1789, prix 5 liv. broché.

Mémoire sur la maladie du mésentère propre
aux enfans, que l'on nomme vulgairement carreau,
couronné en 1787, par la faculté de médecine
de Paris ; in-8°. 1788, prix 1 liv. 16 sous.

Mémoire sur l'ictère des nouveaux nés, couronné en 1785 , par la faculté de médecine de
paris ; in-8°. 1788, prix 1 liv. 4 sous broché.

Mémoire sur l'influence et les effets du vice
scrofuleux sur l'économie vivante, couronné en
1788, par la société royale de médecine de paris ;
in-8°. 1789 ; prix 4 liv. broché.

Mémoire sur les effets des émanations marécageuses sur l'économie vivante , couronné en
1789, par la société royale de médecine de paris ;
in-8°. 1789, prix 4 liv. broché.

Sous presse.

Traité de la phthisie pulmonaire, qui a remporté le prix , au jugement de la société royale de
médecine de paris.

Mémoire sur les avantages et les dangers du quinquina administré dans le traitement des différentes espèces de fièvres rémittentes, couronné par la société royale de médecine de paris.

Mémoire sur les accidens de la dentition, couronné par la société royale de médecine de paris.

Ces ouvrages se trouvent *à paris*, chez MM. Théophile Barrois, quai des Augustins, et Mecquignon, rue des Cordeliers, libraires; *à lyon*, chez MM. les frères Perisse; *à montpellier*, chez MM. Roulet, Bascou et Tournel, libraires; *à nismes*, chez l'Auteur, et chez M. Castor Belle, imprimeur-libraire, rue des fourbisseurs.

BIBLIOTHEQUE NATIONALE

SERVICE DES NOUVEAUX SUPPORTS

58, rue de Richelieu, 75084 PARIS CEDEX 02 Téléphone 266 62 62

Acheve de micrographier le :   03 / 09 / 1976

Défauts constatés sur le document original

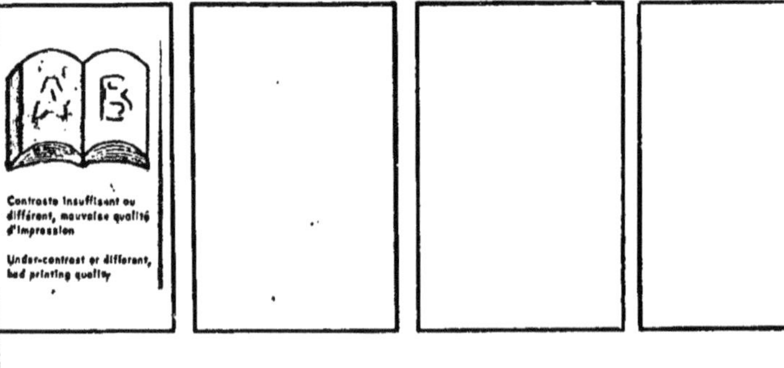

Contraste insuffisant ou différent, mauvaise qualité d'impression

Under-contrast or different, bad printing quality